JN035385

推奨クラス分類

クラス I	手技・治療が有用，有効であるというエビデンスがある，または見解が広く一致している．
クラス IIa	エビデンス，見解から，有用，有効である可能性が高い．
クラス IIb	エビデンス，見解から，有用性，有効性がそれほど確立されていない．
クラス III	手技・治療が有害であるとのエビデンスがある，あるいは見解が広く一致している．

エビデンスレベル

レベル A	複数のランダム化比較試験，またはメタ解析で実証されたデータ．
レベル B	1つのランダム化比較試験，または非ランダム化研究（大規模コホート研究など）で実証されたデータ．
レベル C	専門家の意見が一致しているもの，または標準的治療．

　本ガイドラインでは，わが国および欧米におけるエビデンスに基づいた資料を調査し，さらにエビデンスの水準を批判的に吟味し，それらを班会議において班員および協力員の経験と意見に基づき検討した．推奨度とエビデンスのグレードは，従来のAHA，ACC，HRSのガイドラインに準拠して，各診断法・治療法の適応に関する推奨の程度を推奨クラスI，IIa，IIb，IIIに，その根拠のレベルをエビデンスレベルA，B，Cに分類した．

　また，公益財団法人日本医療機能評価機構のEBM普及推進事業（Minds）が診療ガイドラインの作成方法として公開している「Minds診療ガイドライン作成の手引き2007」[1]に準拠した推奨グレードとエビデンスレベルも記載した．

　Minds推奨グレードは，次の要素を勘案して総合的に判断した．①エビデンスのレベル，②エビデンスの数と数のばらつき，③臨床的有効性の大きさ，④臨床上の適用性，⑤害やコストに関するエビデンス．

　Mindsエビデンスレベルは，複数の文献がある場合にはもっとも高いレベルを採用した．本ガイドラインでは，個々の診断や治療内容について可能なかぎり従来の欧米のガイドライン分類とMinds分類の両者を併記したが，エビ

Minds 推奨グレード

グレード A	強い科学的根拠があり，行うよう強く勧められる．
グレード B	科学的根拠があり，行うよう勧められる．
グレード C1	科学的根拠はないが，行うよう勧められる．
グレード C2	科学的根拠はなく，行わないよう勧められる．
グレード D	無効性あるいは害を示す科学的根拠があり，行わないよう勧められる．

推奨グレードは，エビデンスのレベル・数と結論のばらつき，臨床的有効性の大きさ，臨床上の適用性，害やコストに関するエビデンスなどから総合的に判断される．
（Minds 診療ガイドライン選定部会監修．福井次矢 他，医学書院．p.16, 2007[1] より）

Minds エビデンスレベル
（治療に対する論文のエビデンスレベルの分類）

I	システマティック・レビュー／ランダム化比較試験のメタアナリシス
II	1つ以上のランダム化比較試験
III	非ランダム化比較試験
IVa	分析疫学的研究（コホート研究）
IVb	分析疫学的研究（症例対照研究，横断研究）
V	記述研究（症例報告やケースシリーズ）
VI	患者データに基づかない，専門委員会や専門家個人の意見

（Minds 診療ガイドライン選定部会監修．福井次矢 他，医学書院．p.15, 2007[1] より）

デンスレベルに関する考え方が基本的に異なるため，Minds エビデンス分類と Minds 推奨グレードはあくまでも参考としていただきたい．

序　文

　2019年，日本循環器学会（JCS）と日本不整脈心電学会（JHRS）は植込み型心臓電気デバイス治療，カテーテルアブレーション，外科的不整脈治療，左心耳閉鎖術など不整脈非薬物治療についてまとめた「JCS/JHRS不整脈非薬物治療ガイドライン（2018年改訂版）」を発表いたしました．しかし，その後も不整脈非薬物治療に関する数多くのエビデンスが国内外で報告され，臨床に直結した重要な治療概念も登場したため，進歩が顕著な領域に焦点をあて「2021年 JCS/JHRS ガイドライン フォーカスアップデート版不整脈非薬物治療」が発表されました．今回，このフォーカスアップデート版の公表にあわせ，両不整脈非薬物治療ガイドラインを統合した形でのポケット版不整脈非薬物治療ガイドラインを刊行することとなりました．

　2018年改訂版はすでに多くの臨床家に評価いただき，不整脈診療の拠り所にしていただいているところですが，今回のフォーカスアップデート版の追加によりその内容はさらに膨大なものになっております．このポケット版は，多忙な日常診療の合間に手軽にガイドラインを利用できるよう，図表を中心にガイドラインの内容を抽出し，そのエッセンスをまとめました．

　このポケット版不整脈非薬物治療ガイドライン（2018年改訂版／2021年フォーカスアップデート版）が日常診療において活用され，質の高い不整脈診療の手助けとなることを祈念いたします．

2018年改訂版，2021年フォーカスアップデート版
不整脈非薬物治療ガイドライン　班長

野上　昭彦

栗田　隆志

日本循環器学会 / 日本不整脈心電学会合同ガイドライン

ポケット版
不整脈非薬物治療ガイドライン
（2018年改訂版／2021年フォーカスアップデート版）
JCS/JHRS Guideline on Non-Pharmacotherapy of Cardiac Arrhythmias

不整脈非薬物治療ガイドライン（2018年改訂版）
2018 JCS/JHRS Guideline on Non-Pharmacotherapy of Cardiac Arrhythmias

合同研究班参加学会

日本循環器学会	日本不整脈心電学会	日本胸部外科学会	日本小児循環器学会
日本心血管インターベンション治療学会	日本人工臓器学会	日本心臓血管外科学会	
日本心臓病学会	日本心不全学会		

班長

栗 田 隆 志	近畿大学病院　心臓血管センター
野 上 昭 彦	筑波大学医学医療系　循環器不整脈学

班員

安 部 治 彦	産業医科大学　不整脈先端治療学
安 藤 献 児	小倉記念病院　循環器内科
石 川 利 之	横浜市立大学医学部　循環器腎臓内科学
今 井 克 彦	国立病院機構呉医療センター・中国がんセンター　心臓血管外科
碓 氷 章 彦	名古屋大学大学院医学系研究科　心臓外科学
沖 重 薫	横浜市立みなと赤十字病院　循環器科
草 野 研 吾	国立循環器病研究センター　心臓血管内科
熊 谷 浩 一 郎	福岡山王病院ハートリズムセンター
合 屋 雅 彦	東京医科歯科大学大学院医歯学総合研究科　循環制御内科学
小 林 義 典	東海大学医学部付属八王子病院
清 水 昭 彦	宇部興産中央病院
清 水 渉	日本医科大学大学院医学研究科　循環器内科学分野
庄 田 守 男	東京女子医科大学　循環器内科
住 友 直 方	埼玉医科大学国際医療センター　小児心臓科
瀬 尾 由 広	筑波大学医学医療系　循環器内科
高 橋 淳	横須賀共済病院　循環器内科
夛 田 浩	福井大学医学部病態制御医学講座　循環器内科学
内 藤 滋 人	群馬県立心臓血管センター
中 里 祐 二	順天堂大学医学部附属浦安病院　循環器内科
西 村 隆	東京都健康長寿医療センター　心臓外科
新 田 隆	日本医科大学大学院医学研究科　心臓血管外科学分野

2021年 JCS/JHRS ガイドライン フォーカスアップデート版

不整脈非薬物治療

JCS/JHRS 2021 Guideline Focused Update on Non-Pharmacotherapy of Cardiac Arrhythmias

合同研究班参加学会

日本循環器学会	日本不整脈心電学会	日本胸部外科学会	日本小児循環器学会
日本心血管インターベンション治療学会	日本人工臓器学会	日本心臓血管外科学会	
日本心臓病学会	日本心不全学会		

班長

栗 田 隆 志	近畿大学病院　心臓血管センター
野 上 昭 彦	筑波大学医学医療系　循環器不整脈学

作成委員

木 村 正 臣	弘前大学大学院医学研究科　不整脈先進治療学講座
草 野 研 吾	国立循環器病研究センター　心臓血管内科
合 屋 雅 彦	東京医科歯科大学大学院医歯学総合研究科　循環制御内科学
志 賀 剛	東京慈恵会医科大学　臨床薬理学
庄 田 守 男	東京女子医科大学　循環器内科学
副 島 京 子	杏林大学医学部附属病院　循環器内科
夛 田 浩	福井大学医学部病態制御医学講座　循環器内科学
内 藤 滋 人	群馬県立心臓血管センター　循環器内科
野 田 崇	国立循環器病研究センター　心臓血管内科
山 崎 浩	筑波大学医学医療系　循環器内科
山 根 禎 一	東京慈恵会医科大学　循環器内科

外部評価委員

相 澤 義 房	医療法人立川メディカルセンター　研究開発部
大 江 透	岡山市立市民病院
木 村 剛	京都大学大学院医学研究科　循環器内科学
香 坂 俊	慶應義塾大学医学部　循環器内科
三 田 村 秀 雄	国家公務員共済組合連合会　立川病院

(五十音順，構成員の所属は 2021 年 3 月現在)

班構成員の利益相反 (COI) についてはオリジナル版に記載した.
https://www.j-circ.or.jp/cms/wp-content/uploads/2021/03/JCS2021_Kurita_Nogami.pdf

> 　診療ガイドラインは医師が実地診療において疾患を診断，治療するうえでの指針であり，最終的な判断は患者さんの病態を把握したうえで主治医が下すべきである．仮にガイドラインに従わない診断や治療が選択されたとしても，個々の患者さんの状況を考慮した主治医の判断が優先されるべきであり，実際の臨床の現場では，診療ガイドラインを遵守しつつも，主治医が個々の患者さんに特有な臨床的背景や社会的状況を十分考慮したうえで判断を下すことのほうが重要である．

目次

推奨クラス分類　エビデンスレベル
Minds 推奨グレード　Minds エビデンスレベル
序文

第 1 章　植込み型心臓電気デバイス（CIED） ·················· 10

1. 合併症，術後管理 ·································· 10
   1.1　合併症および対策 ···························· 10
   1.2　術後管理 ································ 10
   1.3　CIED 外来および遠隔モニタリング ·············· 11
      表 1　推奨・EL　CIED 外来および遠隔モニタリング
   1.4　条件付き MRI 対応 CIED ···················· 11
      表 2　推奨・EL　条件付き MRI 対応 CIED における MRI 撮影

2. 心房細動（AF）の予防や停止目的の心房ペーシング ········ 12

3. 植込みデバイスで検知された心房細動（AF） ·············· 12
      表 3　推奨・EL　植込みデバイスで感知された AF に対する
                       診断・治療（抗凝固薬）

4. 心臓電気生理検査 ································ 13
   4.1　徐脈性不整脈 ······························ 13
   4.2　頻脈性不整脈 ······························ 13

5. 心臓ペースメーカ ································ 14
   5.1　房室ブロック ······························ 14
      表 4　推奨・EL　房室ブロックに対するペースメーカ適応
   5.2　2 枝および 3 枝ブロック ···················· 15
      表 5　推奨・EL　2 枝および 3 枝ブロックに対するペースメーカ適応
   5.3　洞不全症候群 ······························ 17
      表 6　推奨・EL　洞不全症候群に対するペースメーカ適応
   5.4　徐脈性 AF ································ 18
      表 7　推奨・EL　徐脈性 AF に対するペースメーカ適応
   5.5　過敏性頸動脈洞症候群・反射性失神 ·············· 19
      表 8　推奨・EL　過敏性頸動脈洞症候群・反射性失神に対する
                       ペースメーカ適応
   5.6　閉塞性肥大型心筋症（HOCM） ················ 20
      表 9　推奨・EL　HOCM に対するペースメーカ適応
   5.7　リードレスペースメーカ ···················· 21
      表 10　推奨・EL　VVI リードレスペースメーカ植込み

　　5.8　ヒス束ペーシング······································22
　　　　表 11　推奨・EL　ヒス束ペーシング

6. 植込み型除細動器（ICD）·································23
　6.1　基礎心疾患がある患者に対する二次予防·············23
　　6.1.1　冠動脈疾患にともなう持続性 VT，VF ···········23
　　　　表 12　推奨・EL　冠動脈疾患にともなう持続性 VT，VF に対する ICD 適応
　　　　図 1　冠動脈疾患に対する ICD の適応
　　6.1.2　非虚血性心筋症に伴う持続性 VT，VF ············28
　　　　表 13　推奨・EL　非虚血性心筋症にともなう
　　　　　　　　持続性 VT，VF に対する ICD 適応
　　　　図 2　心機能低下をともなう非虚血性心筋症に対する ICD の適応
　6.2　基礎心疾患がある患者に対する一次予防·············32
　　6.2.1　冠動脈疾患患者に対する一次予防 ···············32
　　　　表 14　推奨・EL　冠動脈疾患患者に対する ICD 一次予防適応
　　6.2.2　非虚血性心筋症患者に対する一次予防 ···········34
　　　　表 15　推奨・EL　非虚血性心筋症患者に対する ICD 一次予防適応
　6.3　終末期医療における ICD の除細動機能停止 ·········36
　　　　表 16　推奨・EL　ICD 除細動機能停止（deactivation）
　6.4　原因不明の失神·····································36
　　　　表 17　推奨・EL　原因不明の失神に対する ICD 適応
　　　　図 3　原因不明の失神に対する ICD の適応
　6.5　特殊心疾患···39
　　6.5.1　肥大型心筋症（HCM）·························39
　　　　表 18　推奨・EL　HCM に対する ICD 適応
　　6.5.2　不整脈原性右室心筋症（ARVC）················40
　　　　表 19　推奨・EL　ARVC に対する ICD 適応
　　6.5.3　ブルガダ症候群·······························41
　　　　表 20　ブルガダ症候群の診断基準
　　　　図 4　ブルガダ症候群に対する ICD の適応
　　　　表 21　推奨・EL　ブルガダ症候群に対する ICD 適応
　　6.5.4　先天性 QT 延長症候群 ·························45
　　　　表 22　先天性 QT 延長症候群のリスクスコアと診断基準
　　　　表 23　新生児期〜3 歳までの各年齢の心拍数の 2 パーセンタイル
　　　　表 24　推奨・EL　先天性 QT 延長症候群に対する ICD の適応
　　　　表 25　推奨・EL　先天性 QT 延長症候群に対する
　　　　　　　　左心臓交感神経節切除術（LCSD）の適応
　　6.5.5　カテコラミン誘発性多形性心室頻拍（CPVT）······49
　　　　表 26　推奨・EL　CPVT に対する ICD 適応
　　6.5.6　その他の特殊疾患（HOCM，ARVC，ブルガダ
　　　　　　症候群，先天性 QT 延長症候群，CPVT 以外）····50

表 27　推奨·EL　IVF に対する ICD の適応
表 28　推奨·EL　早期再分極（ER）パターンを有する患者に対する
　　　　　　　　ICD の適応
図 5　　ER パターンを有する患者に対する ICD の適応
表 29　推奨·EL　SQTS に対する ICD の適応
図 6　　SQTS に対する ICD の適応
6.6　皮下植込み型除細動器（S-ICD）・・・・・・・・・・・・・・・・・・・・・ 54
　表 30　推奨·EL　S-ICD の適応

7. 心臓再同期療法（CRT）・・・・・・・・・・・・・・・・・・・・・・・・・・・・・・ 55
　7.1　CRT・・ 55
　　7.1.1　NYHA 心機能分類別の CRT 適応　・・・・・・・・・・・・・・ 55
　　表 31　完全左脚ブロック（CLBBB）患者での CRT の適応
　　表 32　推奨·EL　NYHA 心機能分類別の CRT 適応
　　7.1.2　心不全をともなう
　　　　　　ペースメーカ植込み適応例への CRT・・・・・・・・・・ 58
　　表 33　推奨·EL　ペースメーカ /ICD の適応があるもしくは
　　　　　　　　　　　植込み後の患者に対する CRT 適応
　　7.1.3　AF への CRT　・・・・・・・・・・・・・・・・・・・・・・・・・・・・・・・・ 60
　　表 34　推奨·EL　AF 患者における CRT 適応
　　7.1.4　CRT 適応のまとめ・・・・・・・・・・・・・・・・・・・・・・・・・・・・・ 61
　　表 35　CRT に関する適応のまとめ
　7.2　両室ペーシング機能付き植込み型除細動器（CRT-D）・・ 62
　7.3　心外膜電極を用いた CRT/CRT-D・・・・・・・・・・・・・・・・・・・ 62

8. 経皮的リード抜去術　・・・・・・・・・・・・・・・・・・・・・・・・・・・・・・・ 63
　表 36　推奨·EL　感染症例に対するリード抜去術
　表 37　推奨·EL　非感染症例に対するリード抜去術
　8.1　デバイス感染が明らかな場合・・・・・・・・・・・・・・・・・・・・・・・ 66
　8.2　デバイス感染が明らかでない菌血症に対する
　　　　リード抜去適応・・・・・・・・・・・・・・・・・・・・・・・・・・・・・・・・・・・・ 66
　8.3　表層性デバイスポケット感染・・・・・・・・・・・・・・・・・・・・・・・ 66
　8.4　感染症に対するリード抜去後療法と
　　　　デバイス再植込み・・・・・・・・・・・・・・・・・・・・・・・・・・・・・・・・・・ 66

9. 小児および先天性心疾患患者における
　植込み型心臓電気デバイス（CIED）・・・・・・・・・・・・・・・・・・・ 67
　9.1　ペースメーカ・・・・・・・・・・・・・・・・・・・・・・・・・・・・・・・・・・・・・・ 67
　　表 38　推奨·EL　小児および先天性心疾患患者のペースメーカ植込み
　9.2　ICD　・・・ 70
　　表 39　推奨·EL　小児および先天性心疾患患者の ICD 植込み
　9.3　CRT，CRT-D　・・・・・・・・・・・・・・・・・・・・・・・・・・・・・・・・・・・ 72
　　表 40　推奨·EL　先天性心疾患患者の CRT 植込みの適応

10. 植込み型モニター（ICM） ・・・・・・・・・・・・・・・・・・・・・・・・・**74**
　　表 41　推奨・EL　ICM 適応

11. 着用型自動除細動器（WCD） ・・・・・・・・・・・・・・・・・・・・・**75**
　　表 42　推奨・EL　WCD の適応

第2章 アブレーション ・・・・・・・・・・・・・・・・・・・・・・・・・・・・・・・・・**76**

1. 合併症および対策 ・・・・・・・・・・・・・・・・・・・・・・・・・・・・・・・・・・・**76**
　1.1　アブレーション対象不整脈別の合併症と成功率・・・・・・・・76
　　表 43　アブレーション対象不整脈別の合併症と成功率
　1.2　AF アブレーションにおける合併症 ・・・・・・・・・・・・・・・・・・・77

2. 上室頻拍 ・・・**77**
　2.1　WPW 症候群および他の心室早期興奮症候群 ・・・・・・・・・・77
　　2.1.1　アブレーションの適応 ・・・・・・・・・・・・・・・・・・・・・・・・・・77
　　　表 44　推奨・EL　WPW 症候群および他の心室早期興奮症候群に対する
　　　　　　　　　　アブレーション
　　2.1.2　アブレーションの合併症 ・・・・・・・・・・・・・・・・・・・・・・・78
　2.2　房室結節リエントリー性頻拍（AVNRT） ・・・・・・・・・・・・・79
　　2.2.1　アブレーションの適応 ・・・・・・・・・・・・・・・・・・・・・・・・・79
　　　表 45　推奨・EL　AVNRT に対するアブレーション
　　2.2.2　アブレーション手技 ・・・・・・・・・・・・・・・・・・・・・・・・・・・80
　　　図 7　解剖学的アプローチによる遅伝導路アブレーション
　　2.2.3　アブレーションの合併症 ・・・・・・・・・・・・・・・・・・・・・・・81
　　2.2.4　再発率 ・・・・・・・・・・・・・・・・・・・・・・・・・・・・・・・・・・・・・・81
　2.3　通常型 AFL（三尖弁輪・下大静脈間峡部関与） ・・・・・・・・82
　　　表 46　推奨・EL　通常型 AFL に対するアブレーション
　2.4　AT ・・・83
　　　表 47　推奨・EL　AT に対するアブレーション
　2.5　房室ブロック作成術・・・・・・・・・・・・・・・・・・・・・・・・・・・・・・・84
　　2.5.1　アブレーションの適応 ・・・・・・・・・・・・・・・・・・・・・・・・・84
　　　表 48　推奨・EL　アブレーションによる房室ブロック作成術
　　2.5.2　アブレーション手技の注意点 ・・・・・・・・・・・・・・・・・・・85

3. 心房細動（AF） ・・・・・・・・・・・・・・・・・・・・・・・・・・・・・・・・・・・・**85**
　3.1　分類 ・・・85
　3.2　AF アブレーションの治療適応 ・・・・・・・・・・・・・・・・・・・・・86
　　　図 8　症候性 AF の持続性に基づくリズムコントロール治療の
　　　　　　フローチャート
　　　表 49　推奨・EL　AF に対するアブレーション
　　　表 50　推奨・EL　心不全を伴う AF に対するアブレーション
　　3.2.1　安易なアブレーション治療を慎むべき病態 ・・・・・・・・88
　　　表 51　AF 発生リスクの中での可逆的要因

3.2.2 アブレーション適応に関する総合的判断の重要性 ‥89
　　図9　AF アブレーションの適応に関する総合的判断
3.3 AF アブレーション手技 ‥‥‥‥‥‥‥‥‥‥‥‥89
3.3.1 肺静脈隔離術 ‥‥‥‥‥‥‥‥‥‥‥‥‥‥‥‥89
　　図10　おもな肺静脈隔離術術式
　　表52　わが国で使用可能な肺静脈隔離術用バルーン機器
3.3.2 肺静脈隔離以外の主要アブレーション手技 ‥‥‥91
3.4 AF アブレーション後に出現する AT ‥‥‥‥‥‥91
3.4.1 発生率 ‥‥‥‥‥‥‥‥‥‥‥‥‥‥‥‥‥‥91
　　表53　AF に対するアブレーション後の AT 発生率
3.4.2 機序 ‥‥‥‥‥‥‥‥‥‥‥‥‥‥‥‥‥‥‥91
3.4.3 治療方針 ‥‥‥‥‥‥‥‥‥‥‥‥‥‥‥‥‥92
3.5 AF アブレーション周術期の抗凝固療法 ‥‥‥‥‥93
　　表54　推奨・EL　AF アブレーション周術期の抗凝固療法
3.5.1 術前管理 ‥‥‥‥‥‥‥‥‥‥‥‥‥‥‥‥‥94
3.5.2 術後管理 ‥‥‥‥‥‥‥‥‥‥‥‥‥‥‥‥‥95
4. 心臓手術後心房頻拍（AT）・先天性心疾患における頻拍 ‥‥95
4.1 心臓手術後 AT ‥‥‥‥‥‥‥‥‥‥‥‥‥‥‥95
4.1.1 AT の種類 ‥‥‥‥‥‥‥‥‥‥‥‥‥‥‥‥95
4.2 成人先天性心疾患 ‥‥‥‥‥‥‥‥‥‥‥‥‥‥97
4.2.1 アブレーションの適応 ‥‥‥‥‥‥‥‥‥‥‥97
　　表55　推奨・EL　成人先天性心疾患に合併する頻拍に対するアブレーション
5. 心室不整脈 ‥‥‥‥‥‥‥‥‥‥‥‥‥‥‥‥‥‥99
5.1 持続性 VT ‥‥‥‥‥‥‥‥‥‥‥‥‥‥‥‥99
5.1.1 アブレーションの適応 ‥‥‥‥‥‥‥‥‥‥‥99
　　表56　推奨・EL　単形性持続性 VT に対するアブレーション
5.1.2 アブレーション手技 ‥‥‥‥‥‥‥‥‥‥‥‥101
　　図11　瘢痕関連マクロリエントリー性 VT 回路の模式図
　　図12　エントレインマッピングのフローチャート
　　図13　基質マッピングによるあらたなアブレーション法
　　図14　脚間・脚枝間リエントリー頻拍
5.2 多形性 VT・VF ‥‥‥‥‥‥‥‥‥‥‥‥‥‥107
5.2.1 アブレーションの適応 ‥‥‥‥‥‥‥‥‥‥‥107
　　表57　推奨・EL　多形性 VT・VF に対するアブレーション
5.2.2 VT・VF に対する胸部交感神経遮断術 ‥‥‥‥‥108
　　表58　推奨・EL　VT・VF に対する胸部交感神経遮断術
5.3 PVC・NSVT ‥‥‥‥‥‥‥‥‥‥‥‥‥‥‥109
5.3.1 アブレーションの適応 ‥‥‥‥‥‥‥‥‥‥‥109
　　表59　推奨・EL　PVC・NSVT に対するアブレーション

6. **小児に対するアブレーション** ・・・・・・・・・・・・・・・・・・・・・・ **111**
　　6.1　アブレーション手技 ・・・・・・・・・・・・・・・・・・・・・・・・・・・ 111
　　　　6.1.1　麻酔・鎮静 ・・・・・・・・・・・・・・・・・・・・・・・・・・・・ 111
　　　　表60　小児に対するアブレーションで全身麻酔が推奨される
　　　　　　　症例や状況
　　6.2　器質的心疾患をともなわない小児の
　　　　アブレーション適応 ・・・・・・・・・・・・・・・・・・・・・・・・・・ 112
　　　　表61　推奨·EL　器質的疾患をともなわない小児における房室回帰性
　　　　　　　頻拍（AVRT），AVNRT，AT に対するアブレーション
　　　　表62　推奨·EL　AVRT 既往のない WPW 症候群に対するアブレーション
　　　　表63　推奨·EL　小児の心室不整脈に対するアブレーション
　　6.3　先天性心疾患をともなう小児のアブレーション ・・・・・・ 115
　　　　表64　推奨·EL　先天性心疾患の頻脈性不整脈に対するアブレーション

第3章　左心耳閉鎖デバイス ・・・・・・・・・・・・・・・・・・・・・・・・・・・ **117**
1. **WATCHMAN™ デバイスの適応** ・・・・・・・・・・・・・・・・・・・・ **117**
　　　　表65　推奨·EL　非弁膜症性心房細動（NVAF）に対する左心耳閉鎖術

第4章　不整脈外科手術 ・・・・・・・・・・・・・・・・・・・・・・・・・・・・・・ **118**
　　　　表66　推奨·EL　AF に対する外科手術
　　　　表67　推奨·EL　VT に対する外科手術

第5章　非薬物治療後の就学・就労 ・・・・・・・・・・・・・・・・・・・・ **120**
1. **植込み型心臓電気デバイス（CIED）** ・・・・・・・・・・・・・・・・ **120**
　　1.1　CIED 植込み後の就学 ・・・・・・・・・・・・・・・・・・・・・・・・ 120
　　　　表68　学校生活管理指導表
　　1.2　CIED 植込み後の就労および自動車運転 ・・・・・・・・・・・・ 121
　　　　表69　ICD 患者の自動車運転制限期間
　　　　　　　（日本循環器学会・日本不整脈心電学会・
　　　　　　　日本胸部外科学会による 3 学会合同ステートメント）
2. **アブレーション** ・・・・・・・・・・・・・・・・・・・・・・・・・・・・・・・・・・ **122**
　　2.1　アブレーション後の就学 ・・・・・・・・・・・・・・・・・・・・・・・ 122
　　　　表70　右左短絡性疾患の管理指導区分
　　　　表71　おもな心筋症の学校生活管理指導区分
　　2.2　アブレーション後の就労 ・・・・・・・・・・・・・・・・・・・・・・・ 124

文献 ・・・ 125
略語一覧

推奨·EL　推奨とエビデンスレベル

2021 年 JCS/JHRS ガイドライン フォーカスアップデート版不整脈非薬物治療収載の
表には，タイトルに FU と記した.

第1章 植込み型心臓電気デバイス （CIED）

1.
合併症，術後管理

1.1
合併症および対策

CIEDにおける合併症には，デバイス（ジェネレーターとリード）に起因するものと植込み手技に起因するものがある．適正な植込み手技を習得することにより，手技に起因する合併症を減らすことができる．感染の原因と予防対策を十分に理解する．

1.2
術後管理

退院までに創部状態（離開や感染徴候など），植込みリードの位置，ペーシング閾値，感知電位振幅を確認する．

デバイス感染症の発生時期には一定の傾向はない．いったん生じるとシステム全抜去が必要となるため，術前・術中・術後にきめ細かく配慮する．

退院後の日常生活指導も重要である．電磁干渉は電気ノイズの原因となり，ペースメーカではペーシングの抑制，植込み型除細動器（ICD）では不適切作動を惹起する可能性がある．電磁干渉については，一般的に，スイッチのオンオフを頻繁に繰り返さなければ家電製品は使用可能である．電磁誘導加熱（IH）炊飯器は50 cm，携帯電話は15 cm離すことを指導する．家電以外では低周波治療器，強力な磁石，電気風呂などは使用禁止で，電気自動車の充電器（とくに急速充電器），ワイヤレスカード（非接触ICカード），電子商品監視機器（EAS），電子タグ（RFID）にも注意が必要である．

1.3
CIED外来および遠隔モニタリング（表1）

表1　CIED外来および遠隔モニタリングの推奨とエビデンスレベル

	推奨クラス	エビデンスレベル	Minds推奨グレード	Minds エビデンス分類
年1回以上定期に外来を受診し，プログラマを用いたインテロゲーションを行う	I	A	B	II
院内ワークフローを構築した病院が行うCIED患者の遠隔モニタリング	I	B	B	II
すべてのCIED患者の外来管理に遠隔モニタリングを用いる	IIa	A	C1	III

1.4
条件付きMRI対応CIED（表2）

　MRI撮像対応機種であっても，患者側，機器側双方の条件を満たした場合にのみ撮像可能となる．条件を満たす認定施設はMRI検査情報サイト[2]で確認できる．

表2　条件付きMRI対応CIEDにおけるMRI撮影の推奨とエビデンスレベル

	推奨クラス	エビデンスレベル	Minds推奨グレード	Minds エビデンス分類
条件付きMRI対応CIEDの患者に対し，手順にしたがった必要最小限のMRI撮像を行うこと	IIa	C	C1	V

2.
心房細動（AF）の予防や停止目的の心房ペーシング

CIED患者においてはAFがさまざまなリスクと関連しており，積極的な治療介入が行われる．心房性頻脈性不整脈（AT/AF）の停止目的での心房ペーシング（A-ATP）は，頻拍周期や規則性の変化に応じて抗頻拍ペーシングを再開する第2世代A-ATP（ReactiveATP™）が開発されている[3,4]．

3.
植込みデバイスで検知された心房細動（AF）（表3）

AFが確認されたCIED植込み患者において心不全発症，心不全入院，ICD作動，死亡率が有意に高く[5]，塞栓性イベントにも密接に関連する[6-10]．なお，心房の頻脈性不整脈は心房性頻拍イベント（AHRE）として記録され，かならずしもAFとは限らない．

表3 植込みデバイスで感知された AF に対する診断・治療（抗凝固薬）の推奨とエビデンスレベル [FU]

	推奨クラス	エビデンスレベル	Minds推奨グレード	Mindsエビデンス分類
AHRE が記録された場合，各種体表面心電図を用いて AF の確認を行う	I	B	A	IVa
AHRE が記録された場合，CHADS$_2$ スコア ≧ 1 点の患者では，有効性と安全性を勘案して抗凝固療法の開始を考慮する	IIa	B	C1	IVa

4.
心臓電気生理検査

4.1
徐脈性不整脈

　洞結節機能は，洞結節回復時間と洞房伝導時間や洞結節電位記録法などで評価される[11-14]．房室ブロック，心室内伝導障害例ではH-V時間の測定，高頻度心房刺激法によるブロックの出現を確認し，自覚症状との関係を検討する[15-17]．失神などを有する患者では，安静時心電図における脚ブロックや2〜3枝ブロックは発作性房室ブロックによる症状を示唆するため，心臓電気生理検査によって房室伝導が評価される[18, 19]．

4.2
頻脈性不整脈

　心臓突然死リスク評価を目的とした心臓電気生理検査を考慮する病態を以下に示す．
(1) 心停止蘇生例で不整脈を原因として否定できない場合．
(2) 器質的心疾患を有し，原因不明の失神発作または非持続性心室頻拍（NSVT）を認める場合．
(3) 基礎心疾患によるNSVTを有し，加算平均心電図にて心室遅延電位が陽性の場合．
(4) 症状のないWPW症候群（安静時12誘導心電図でデルタ波をともなう）で，危険度の高い職業に従事している場合．
(5) 無症候性ブルガダ症候群で，自然発生タイプ1心電図で原因不明の失神がある場合，あるいは自然発生タイプ1心電図で臨床歴，家族歴，その他の心電図異常所見，遺伝子変異などの考慮すべき事項がある場合．

　突然死はVT，心室細動（VF）に起因する可能性が高く，従来から心臓電気生理検査ガイドによるリスク評価が行われている．虚血性心疾患による左室駆出率（LVEF）低下（＜40%）とニューヨーク心臓協会（NYHA）心機能分類II以上の心不全を

有する患者において，NSVTが記録された，あるいは加算平均心電図が陽性の場合に心臓電気生理検査による評価が有用である[20-23]．

5.
心臓ペースメーカ

5.1
房室ブロック

　房室ブロックの部位，程度，症状を考慮して適応を決定するが[17, 24-28]（**表4**），もっとも重要なのはブロックにともなう徐脈に起因する症状の有無である．米国心臓協会（AHA）/米国心臓病学会（ACC）のガイドライン[29]でも提唱されているように，心室拍数＜40/分，心停止＞3秒を参考値とする[30, 31]．

表4　房室ブロックに対するペースメーカ適応の推奨とエビデンスレベル

	推奨クラス	エビデンスレベル	Minds推奨グレード	Mindsエビデンス分類
徐脈による明らかな臨床症状を有する第2度，高度または第3度房室ブロック	I	C	B	V
高度または第3度房室ブロックで以下のいずれかをともなう場合 ①必要不可欠な薬剤によるもの ②改善の予測が不可能な術後房室ブロック ③房室接合部のカテーテルアブレーション後 ④進行性の神経筋疾患にともなう房室ブロック ⑤覚醒時に著明な徐脈や長時間の心室停止を示すもの	I	C	B	V

症状のない持続性の第3度房室ブロック	IIa	C	C1	V
症状のない第2度または高度房室ブロックで，以下のいずれかをともなう場合 ①ブロック部位がヒス束内またはヒス束下のもの ②徐脈による進行性の心拡大をともなうもの ③運動または硫酸アトロピン負荷で伝導が不変または悪化するもの	IIa	C	C1	V
徐脈によると思われる症状があり，他に原因のない第1度ブロックで，ブロック部位がヒス束内またはヒス束下のもの	IIa	C	C1	V
至適房室間隔設定により血行動態の改善が期待できる心不全をともなう第1度房室ブロック	IIb	C	C1	V

5.2
2枝および3枝ブロック

　植込み適応決定にあたっては，高度の房室ブロックをきたす危険性の判断[37, 38]と，電気生理検査によるヒス-プルキンエ系伝導機能の評価が重要である[39, 40]．ヒス束以下の伝導機能異常の参考所見は，①著明な H-V 間隔の延長（> 100 ms），②心房ペーシング（150/分以下）によるヒス束内またはヒス束下ブロックの誘発，③Ia群抗不整脈薬静注によるヒス束内またはヒス束下ブロックの誘発である．なお3枝ブロックのまれな表現型として，右脚ブロックと左脚ブロックが交互に出現する交代性脚ブロックがある（**表5**）．

表5　2枝および3枝ブロックに対するペースメーカ適応の推奨とエビデンスレベル

	推奨クラス	エビデンスレベル	Minds推奨グレード	Mindsエビデンス分類
慢性の2枝または3枝ブロックがあり，第2度モビッツII型，高度もしくは第3度房室ブロックの既往のある場合	I	B	A	IVa
交代性脚ブロックを認める場合	I	B	B	IVa
慢性の2枝または3枝ブロックがあり，投与不可欠な薬剤の使用が房室ブロックを誘発する可能性の高い場合	I	C	B	V
慢性の2枝または3枝ブロックとウェンケバッハ型第2度房室ブロックを認め，失神発作の原因として高度の房室ブロック発現が疑われる場合	I	C	B	V
慢性の2枝または3枝ブロックがあり，失神発作をともなうが原因が明らかでないもの	IIa	C	C1	V
慢性の2枝または3枝ブロックがあり，器質的心疾患を有し，電気生理検査によりヒス束以下での伝導遅延・途絶が証明された場合	IIa	C	C1	V
慢性の2枝または3枝ブロックがあり，電気生理検査でヒス束以下での伝導遅延・途絶の所見を認めるが，器質的心疾患のないもの	IIb	C	C1	V

5.3
洞不全症候群（表6）

　症状のない洞性徐脈にはペースメーカ植込みの適応はないが，失神は骨折などの事故の原因となる．一次性の洞結節機能低下に基づく徐脈，洞房ブロック，洞停止，あるいは運動時の心拍応答不全による症状を把握する．

**表6　洞不全症候群に対するペースメーカ適応の推奨と
　　　エビデンスレベル**

	推奨クラス	エビデンスレベル	Minds推奨グレード	Mindsエビデンス分類
失神，痙攣，眼前暗黒感，めまい，息切れ，易疲労感などの症状あるいは心不全があり，それが一次性の洞結節機能低下に基づく徐脈，洞房ブロック，洞停止あるいは運動時の心拍応答不全によることが確認された場合，それが長期間の必要不可欠な薬剤投与による場合を含む	I	C	A	V
① 上記の症状があり，徐脈や心室停止を認めるが，両者の関連が明確でない場合 ② 徐脈頻脈症候群で，頻脈に対して必要不可欠な薬剤により徐脈をきたす場合	IIa	C	B	V
症状のない洞房ブロックや洞停止	IIb	C	C2	V

5.4
徐脈性AF

　症状のない徐脈性AFには，ペースメーカ植込みの適応はない．徐脈と症状との関連が明らかでない場合には，徐脈や心室停止の程度（参考値：覚醒時心室拍数＜40/分，もしくは心室停止＞3秒）を考慮するが，繰り返し両者の関連性を追究する必要がある（**表7**）．5秒以上の心室停止を認める場合は適応とするとの意見がある[29]．

表7　徐脈性AFに対するペースメーカ適応の推奨とエビデンスレベル

	推奨クラス	エビデンスレベル	Minds推奨グレード	Mindsエビデンス分類
失神，痙攣，眼前暗黒感，めまい，息切れ，易疲労感などの症状あるいは心不全の発症があり，それが徐脈ないし心室停止によるものであることが確認された場合．それが長期間の必要不可欠な薬剤投与による場合を含む	I	C	A	V
上記の症状があり，徐脈や心室停止を認めるが，両者の関連が明確でない場合	IIa	C	B	V

5.5
過敏性頸動脈洞症候群・反射性失神（表8）

表8 過敏性頸動脈洞症候群・反射性失神に対する ペースメーカ適応の推奨とエビデンスレベル

	推奨クラス	エビデンスレベル	Minds推奨グレード	Mindsエビデンス分類
過敏性頸動脈洞症候群で，心抑制型あるいは混合型による反復する失神発作を認める場合の二腔型ペースメーカ治療	IIa	B	B	II
40歳以上の再発性の反射性失神患者で，心電図で心抑制型の自然発作（症状時＞3秒の心停止，無症状時＞6秒）が確認され，かつ他の治療法が無効な場合の二腔型ペースメーカ治療	IIb	B	B	II
過敏性頸動脈洞症候群で，血管抑制（血圧低下）型による反復する失神発作を認める場合のペースメーカ治療				
反射性失神で，40歳未満の患者あるいは40歳以上であっても心電図で自然発作がとらえられておらず，ヘッドアップチルト検査が陽性（血圧低下反応）を認める場合のペースメーカ治療	III	C	D	IVb

5.6
閉塞性肥大型心筋症（HOCM）(表9)

表9　HOCM に対するペースメーカ適応の推奨と
　　　エビデンスレベル

	推奨クラス	エビデンスレベル	Minds推奨グレード	Mindsエビデンス分類
有意な流出路圧較差があり，圧較差に基づく症状によりQOL低下をきたすHOCMで，他にペースメーカ植込みの適応となる理由を有する場合（薬剤による徐脈を含む）	I	B	A	IVa
有意な圧較差があり，圧較差に基づく症状によりQOL低下をきたす HOCMで，症状と圧較差が関連しており，薬物治療が無効か副作用のため使用不能か，他の方法が不適当な場合	IIa	B	B	IVa

リードレスペースメーカ（表10）

　2020年9月現在，わが国ではVVIのみが承認されている．洞調律中の房室ブロックや洞不全症候群に対してはDDDが推奨される．

　リードレスペースメーカは条件付きMRI対応機種であり，一定の条件を満たし，MRIモードに変更すれば，1.5または3テスラのMRI撮像が可能である[41]．

**表10　VVIリードレスペースメーカ植込みの推奨と
　　　　エビデンスレベル　FU**

	推奨クラス	エビデンスレベル	Minds推奨グレード	Mindsエビデンス分類
静脈アクセス温存の必要性，静脈閉塞，狭窄などがある有症候性徐脈性AFの患者には，VVIリードレスペースメーカ植込みを行う	I	B	B	III
静脈アクセス温存の必要性，静脈閉塞，狭窄などがあり，経静脈ペースメーカの植込みが躊躇される場合，AFではない徐脈性患者には，VVIリードレスペースメーカ植込みを考慮する	IIa	B	C1	III
CIED感染抜去後の患者には十分な抗菌薬による治療後，VVIリードレスペースメーカ植込みを考慮してもよい	IIb	C	C1	IVa

5.8
ヒス束ペーシング（表11）

　長期間にわたる右室ペーシングは医原性左脚ブロックによる左室非同期性収縮を誘発し，収縮機能不全や機械的リモデリングを招く可能性がある[42, 43]．この右室ペーシングの問題点を解決するために，近年，刺激伝導系のペーシングを目的とした新たなリードやデリバリーシステムが開発された．本刺激法の成功率は80%以上に達している[44-49]．最近では経心室中隔的に左

表11　ヒス束ペーシングの推奨とエビデンスレベル FU

	推奨クラス	エビデンスレベル	Minds推奨グレード	Mindsエビデンス分類
徐脈性不整脈に対するヒス束ペーシングの適応				
ペースメーカ適応の房室伝導障害患者で，高頻度の心室ペーシングが予測され，かつ中等度の左室収縮機能低下（LVEF 36〜50%）を認める場合，ヒス束ペーシングを考慮する	IIa	A	B	II
ペースメーカ適応の房室伝導障害患者で，高頻度の心室ペーシングが予測され，左室収縮機能低下を認めない場合，ヒス束ペーシングを考慮してもよい	IIb	C	C1	III
CRTの代替療法としてのヒス束ペーシングの適応				
除細動機能が不要な心臓再同期ペーシング適応の患者において，通常の経冠静脈的左室リードペーシングが無効，または何らかの理由により確立できない場合，ヒス束ペーシングを考慮してもよい	IIb	C	C1	VI

脚を直接ペーシングする方法も考案され[50]，ヒス束ペーシングと合わせて，刺激伝導系ペーシングとよばれるようになった．

6.
植込み型除細動器（ICD）

本項で述べるICDの適応は何らかの器質的心疾患，または一次電気異常や特発性細動を有する患者に関するものであり，基礎心疾患をともなわない特発性VTなど，突然死リスクがきわめて低く，アブレーションにより高率に根治可能な病態についてはICDの適応とはならない．

6.1
基礎心疾患がある患者に対する二次予防

6.1.1
冠動脈疾患にともなう持続性VT，VF（表12, 図1）

本項で扱う冠動脈疾患は，急性冠症候群の急性期（48時間以内）によるもの以外を対象とする．

カテーテルアブレーション（以下，本文はアブレーションと記す）による頻拍の根治率は非虚血性心筋症にくらべ高いが，すべての不整脈基質が除去されるわけではない．アブレーションが成功しても，ICDの適応を検討されるべきである[51,52]．

陳旧性心筋梗塞では長期にわたり心室性不整脈の基質を有すると考えられる．急性冠症候群の急性期に出現する持続性VTやVFの再発リスクは低く，かならずしもICDの適応とならない[53]．冠攣縮性狭心症の生命予後は一般的に良好とされるが，急性心筋梗塞や突然死を起こすことも知られている．ICD治療に関しては効果と限界の両面がある[54]．院外心肺停止例では，急性期に着用型自動除細動器（WCD）使用も考慮される[55]．

表 12 冠動脈疾患にともなう持続性 VT, VF に対する ICD 適応の推奨とエビデンスレベル（図 1 参照）

	推奨クラス	エビデンスレベル	Minds推奨グレード	Mindsエビデンス分類
心筋梗塞の既往を有し, 解除できる残存虚血や電解質異常などの可逆的な要因がないVFまたは電気ショックを要する院外心肺停止	I	A	A	I
心筋梗塞の既往を有し, 解除できる残存虚血や電解質異常などの可逆的な要因がない持続性 VTで, 以下の条件のいずれかを満たす場合 ①LVEF ≦ 35% ② VT中に失神をともなう場合 ③VT中の血圧が 80 mmHg以下, あるいは脳虚血症状や胸痛を訴える場合 ④多形性VT ⑤ 血行動態の安定している持続性 VTであっても薬剤治療が無効, あるいは副作用のため使用できない場合や薬効評価が不明な場合, もしくはカテーテルアブレーションが無効あるいは不可能な場合	I	A	A	I
持続性 VTがカテーテルアブレーションにより誘発されなくなった場合	IIa	B	B	III
持続性 VTを有し, 臨床経過や薬効評価にて有効な薬剤がみつかっている場合	IIa	B	B	I
冠攣縮にともなう院外心肺停止を含むVT/VF既往例で, 内科的治療に抵抗性の場合	IIa	B	C1	IVa

	推奨クラス	エビデンスレベル	Minds推奨グレード	Mindsエビデンス分類
冠攣縮にともなう院外心肺停止を含むVT/VF既往例で，内科的治療が有効の場合	IIb	C	C1	IVa
急性の原因（冠攣縮を除く48時間以内の急性虚血，電解質異常，薬剤など）によるVT，VFの可能性が高く，十分な治療にもかかわらず再度その原因に暴露されるリスクが高いと考えられる場合	IIb	C	C1	IVa
慢性疾患による身体機能制限	III	C	C2	VI
12ヵ月以上の余命が期待できない場合	III	C	C2	VI
精神障害などで治療に際して患者の同意や協力が得られない場合	III	C	C2	VI
急性の原因（冠攣縮を除く急性虚血，電解質異常，薬剤など）が明らかなVT，VFで，その原因の除去によりVT，VFが予防できると判断される場合	III	C	C2	VI
抗不整脈薬やカテーテルアブレーションでコントロールできない頻回に繰り返すVTあるいはVF	III	C	C2	VI
心移植，CRT，左室補助装置（LVAD）の適応とならないNYHA心機能分類IVの薬物治療抵抗性の重度うっ血性心不全	III	C	C2	VI

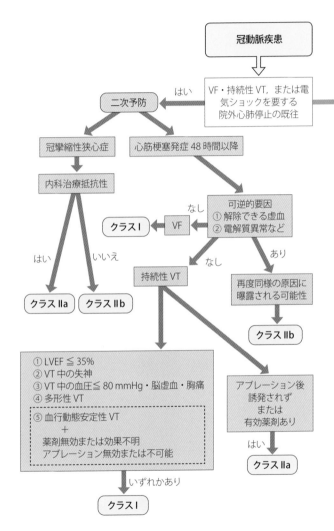

図1 冠動脈疾患に対する ICD の適応

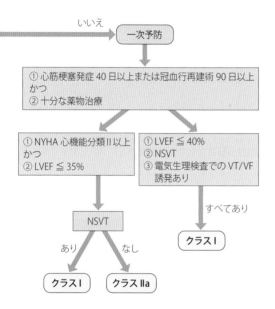

クラス Ⅲ の適応については省略した

6.1.2
非虚血性心筋症に伴う持続性VT，VF (表13，図2)

ICDは抗不整脈薬よりも高い生命予後改善を示し，効果は冠動脈疾患例と同等と考えられ[56-58]，二次予防に有効であると考えてよい．併存する心不全治療の急性期にWCDを使用することも考慮される[59]．

非虚血性心筋症にともなう持続性VTに対するアブレーションは，冠動脈疾患にともなう場合にくらべ，成功率は高くない[60]．アブレーションによってすべての不整脈基質が除去されるわけではなく，進行性疾患であることを考えると，たとえ成功でもICDは積極的に適応されるべきである．

表13 非虚血性心筋症にともなう持続性VT，VFに対するICD適応の推奨とエビデンスレベル（図2参照）

	推奨クラス	エビデンスレベル	Minds推奨グレード	Mindsエビデンス分類
電解質異常などの可逆的な要因によらないVFまたは電気ショックを要する院外心肺停止	I	A	A	I
電解質異常などの可逆的な要因がない持続性VTで，以下の条件のいずれかを満たす場合 ①VT中に失神をともなう場合 ②頻拍中の血圧が80 mmHg以下，あるいは脳虚血症状や胸痛を訴える場合 ③多形性VT ④血行動態の安定している単形性VTであっても薬剤治療が無効，あるいは副作用のため使用できない場合や，薬効が不明な場合，もしくはカテーテルアブレーションが無効あるいは不可能な場合	I	C	A	VI

	推奨クラス	エビデンスレベル	Minds推奨グレード	Mindsエビデンス分類
持続性VTがカテーテルアブレーションにより誘発されなくなった場合	IIa	B	B	III
持続性VTを有し，臨床経過や薬効評価にて有効な薬剤がみつかっている場合	IIa	B	B	VI
急性の原因（心不全，電解質異常，薬剤など）によるVT，VFの可能性が高く，十分な治療にもかかわらず再度その原因に暴露されるリスクが高いと考えられる場合	IIb	C	C1	VI
12ヵ月以上の余命が期待できない場合	III	C	C2	VI
精神障害などで治療に際し患者の同意や協力が得られない場合	III	C	C2	VI
急性の原因（急性虚血，電解質異常，薬剤など）が明らかなVT，VFで，その原因の除去によりVT，VFが予防できると判断される場合	III	C	C2	VI
抗不整脈薬やカテーテルアブレーションでコントロールできない，頻回に繰り返すVTあるいはVF	III	C	C2	VI
心移植，CRT，LVADの適応とならないNYHA心機能分類IVの薬物治療抵抗性の重度うっ血性心不全	III	C	C2	VI

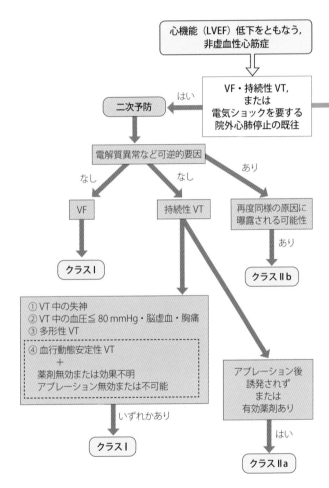

図2　心機能低下をともなう非虚血性心筋症に対する ICD の適応

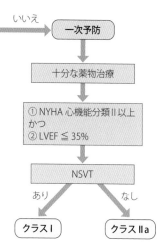

いいえ

一次予防

十分な薬物治療

① NYHA 心機能分類 II 以上
かつ
② LVEF ≦ 35%

NSVT

あり　　　　なし

クラス I　　　　クラス IIa

クラス III 適応については省略した

6.2
基礎心疾患がある患者に対する一次予防

基礎心疾患のある低心機能心不全患者でのICDの有用性は証明されているが，その適応には合併疾患など個々の状態を十分評価すべきである．

6.2.1
冠動脈疾患患者に対する一次予防

北米を中心に行われた臨床試験[61-64]では，LVEF低下をともなう冠動脈疾患患者においても死亡率を大幅に低下させ，積極的なICD適応が支持された．一方，わが国のコホート研究[65-67]では，冠動脈疾患患者の突然死発生率はそれらの報告よりも低く，比較的良好な予後が示されている．したがって，電気生理検査などのリスク層別化に有効な検査法の利用が推奨される．

心筋梗塞後の不整脈基質は急性期ほど不安定であり，ICD植込みは早期ほど効果的である．

急性期は致死的不整脈から救命されても，再梗塞やポンプ失調などの問題，さらに急性期に血行再建を行うことで逆リモデリングから心機能が改善することも予測される．心筋梗塞後に一次予防としてICDを検討する場合は，少なくとも発症後40日以上生存した患者に対し判断されるべきである．ICDの適応判定・植込みまでの期間には，ブリッジ治療としてWCDが考慮される[68-71]（**表14**，**図1**）．

表14　冠動脈疾患患者に対する ICD 一次予防適応の推奨と
エビデンスレベル（図1参照）

	推奨クラス	エビデンスレベル	Minds推奨グレード	Mindsエビデンス分類
以下のすべてを満たす患者でのICDの使用 ①冠動脈疾患（心筋梗塞発症から40日以上経過, 冠血行再建術後90日以上経過） ②十分な薬物治療 ③NYHA心機能分類II以上の心不全症状 ④LVEF ≦ 35% ⑤NSVT	I	A	B	II
以下のすべてを満たす患者でのICDの使用 ①冠動脈疾患（心筋梗塞発症から40日以上経過, 冠血行再建術後90日以上経過） ②十分な薬物治療 ③LVEF ≦ 40% ④NSVT ⑤電気生理検査でのVT/VFの誘発	I	B	B	II
以下のすべてを満たす患者でのICDの使用 ①冠動脈疾患（心筋梗塞発症から40日以上経過, 冠血行再建術後90日以上経過） ②十分な薬物治療 ③NYHA心機能分類II以上の心不全症状 ④LVEF ≦ 35%	IIa	B	B	II

表14 冠動脈疾患患者に対する ICD 一次予防適応の推奨と
エビデンスレベル（図 1 参照）（続き）

	推奨クラス	エビデンスレベル	Minds推奨グレード	Mindsエビデンス分類
以下のいずれかを満たす患者でのICDの使用 ①慢性疾患による身体機能制限 ②余命が1年以上期待できない例 ③心移植，CRT，LVADの適応とならないNYHA心機能分類IVの薬物治療抵抗性の重度うっ血性心不全	III	C	C2	VI

6.2.2
非虚血性心筋症患者に対する一次予防

　非虚血性心筋症における心臓突然死の最大の要因は，虚血性心疾患と同様に心機能や心不全の程度である．そのため虚血性心疾患と同様に，心不全を呈する低心機能例ではICDが予防に有用と考えられる．

　急性心不全に対する薬物治療導入直後の高リスク例に対し，ICDの適応とはならない薬物治療導入後＜3ヵ月におけるWCDの有用性が報告されている．ブリッジ治療としてWCDが考慮される[68-71]（**表15，図2**）．

**表15　非虚血性心筋症患者に対する ICD 一次予防適応の推奨と
エビデンスレベル（図2参照）**

	推奨クラス	エビデンスレベル	Minds推奨グレード	Minds エビデンス分類
以下のすべてを満たす患者でのICDの使用 ①非虚血性心筋症 ②十分な薬物治療 ③NYHA心機能分類Ⅱ以上の心不全症状 ④LVEF ≦ 35% ⑤NSVT	I	A	B	II
以下のすべてを満たす患者でのICDの使用 ①非虚血性心筋症 ②十分な薬物治療 ③NYHA心機能分類Ⅱ以上の心不全症状 ④LVEF ≦ 35%	IIa	B	B	II
以下のいずれかを満たす患者でのICDの使用 ①慢性疾患による身体機能制限 ②余命が1年以上期待できない例 ③心移植，CRT，LVADの適応とならないNYHA心機能分類Ⅳの薬物治療抵抗性の重度うっ血性心不全	III	C	C2	VI

6.3
終末期医療におけるICDの除細動機能停止 (表16)

**表16 ICD除細動機能停止 (deactivation) の推奨と
エビデンスレベル FU**

	推奨クラス	エビデンスレベル	Minds推奨グレード	Mindsエビデンス分類
終末期と判断されたICD植込み患者において，除細動機能の停止について，患者・家族を含め十分な情報提供を行い，多職種チームと連携しながら検討する	IIa	C	C1	VI

6.4
原因不明の失神

失神をきたす病態はさまざまであるが，ここでは脳全体の一過性低灌流によるものと定義する．病歴聴取や諸検査により反射性失神などが否定され，心原性失神の高危険因子 (詳細は2018年改訂版p.32表17参照)[72]を有し，不整脈によると疑われる場合，必要に応じ心臓電気生理検査を施行する．VT，VFによる失神がもっとも疑われる場合はICDの適応となる (**表17，図3**).

**表17　原因不明の失神に対する ICD 適応の推奨と
エビデンスレベル（図 3 参照）**

	推奨クラス	エビデンスレベル	Minds推奨グレード	Minds エビデンス分類
原因不明の失神を有する冠動脈疾患または非虚血性心筋症に基づく慢性心不全で，十分な薬物治療を行ってもNYHA心機能分類IIまたはIIIの心不全症状を有し，かつLVEF≦35%の場合	I	A	A	II
原因不明の失神と器質的心疾患を有し，心臓電気生理検査で血行動態が破綻するVT・VFが誘発される場合	I	B	B	II
原因不明の失神を有する非虚血性心筋症に基づく慢性心不全で，十分な薬物治療を行ってもLVEF≦35%の場合（NYHA心機能分類は問わない）	IIa	C	C1	VI
原因不明の失神を有するが，心機能低下を認めず，肥大型心筋症，不整脈原性右室心筋症，ブルガダ症候群（薬剤誘発性を含む），早期興奮症候群，QT短縮症候群などの致死的不整脈の原因が否定され，かつ電気生理検査にてVTまたはVFが誘発されない場合	III	C	C2	VI

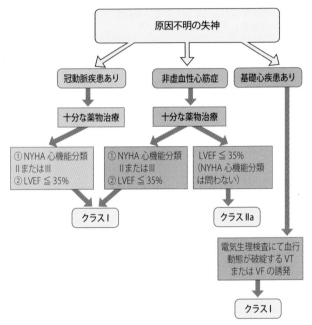

クラスⅢの適応については省略した

図3　原因不明の失神に対する ICD の適応

6.5
特殊心疾患

6.5.1
肥大型心筋症（HCM）

　HCMにともなう突然死は約1%/年で[73-75]，本症患者の心臓死のなかでもっとも多い．HCMは再発の危険性が高く（年率10%程度）[76-79]，二次予防として積極的なICD植込みが推奨される[76-78,80-83]．一次予防に関連する主要危険因子[76,84]を有する場合にICD植込みが考慮される（**表18**）．

　欧州心臓病学会（ESC）ガイドラインでは突然死予測モデル[85]によるリスク層別化が提唱され，突然死の5年リスク6%以上がクラスIIa，4%以上6%未満がクラスIIb，4%未満はクラスIIIとしている[82]．一方，AFの有無や電気生理検査による持続性VT・VFの誘発性，遺伝子変異については，突然死の予測性に限界があるとされている[84,86,87]．

表18 HCM に対する ICD 適応の推奨とエビデンスレベル

	推奨クラス	エビデンスレベル	Minds 推奨グレード	Minds エビデンス分類
過去に持続性 VT，VF，心肺停止の既往を有する症例	I	B	A	IVa
心原性あるいは原因不明の失神（6ヵ月以内），左室壁厚30 mm 以上，2014年 ESC ガイドライン計算式にて高リスクのいずれかを認める症例	IIa	C	B	IVa
突然死の家族歴を認め，他の主要危険因子/修飾因子を有する症例	IIa	C	B	IVa
NSVTを認め，他の主要危険因子/修飾因子を有する症例	IIa	C	B	IVa

表18 HCM に対する ICD 適応の推奨とエビデンスレベル（続き）

	推奨クラス	エビデンスレベル	Minds推奨グレード	Mindsエビデンス分類
運動中の血圧反応異常を認め, 他の主要危険因子/修飾因子を有する症例	IIa	C	B	IVa
突然死の家族歴を認めるのみで他に主要危険因子/修飾因子のない症例	IIb	C	C2	VI
NSVTを認めるのみで他に主要危険因子/修飾因子のない症例	IIb	C	C2	VI
運動時の血圧反応異常を認めるのみで他に主要危険因子/修飾因子のない症例	IIb	C	C2	VI

主要危険因子：持続性VT/VF/心停止の既往, 突然死の家族歴, 原因不明の失神, NSVT, 左室壁厚30 mm以上, 運動中の血圧反応異常
修飾因子：左室流出路狭窄, 心臓MRIによる広い遅延造影像, 左室心尖部瘤, LVEF＜50％（拡張相）

6.5.2
不整脈原性右室心筋症（ARVC）(表19)

ARVCにおける突然死の機序は持続性VTまたはVFによる心停止であり, 若年では最初の心事故が突然死ということもある[88, 89]. しかし, 突然死の予測因子はまだ十分に定まっていない.

表19　ARVC に対する ICD 適応の推奨とエビデンスレベル

	推奨クラス	エビデンスレベル	Minds推奨グレード	Mindsエビデンス分類
心停止，VF，または血行動態の不安定な持続性VTの既往を有する症例	I	B	A	IVa
重度の右室および/または左室の収縮能低下を有する症例	I	C	B	IVa
血行動態の安定した持続性VTの既往を有する症例	IIa	C	C1	IVa
心原性または原因不明の失神に加え，小リスクを有する症例	IIa	C	C1	IVa
NSVTに加え小リスクを有する症例	IIa	C	C1	IVa
中等度の右室および/または左室の収縮能低下を認め，小リスクを有する症例	IIa	C	C1	IVa
小リスクのみを有する症例	IIb	C	C2	VI

小リスク：若年，男性，デスモゾーム遺伝子異常，電気生理検査による持続性VTまたはVFの誘発，下壁誘導のT波陰転化，前胸部V4を超える誘導でのT波陰転化，PVC数＞1,000/日

6.5.3

ブルガダ症候群（表20）[90]

　本症候群の突然死予防において，有効と証明された唯一の治療法はICDである[91,92]（図4）．本ガイドラインでは失神＞誘発試験＞家族歴の順でリスクを重要視した（表21）．

表20 ブルガダ症候群の診断基準

1. 必須所見

心電図（12誘導／携帯型）

- A. 自然発生のタイプ1ブルガダ心電図（正常肋間あるいは高位肋間記録）
- B. 発熱により誘発されたタイプ1ブルガダ心電図（正常肋間あるいは高位肋間記録）
- C. 薬物負荷試験にてタイプ1に移行したタイプ2または3ブルガダ心電図（正常肋間あるいは高位肋間記録）

2. 主所見

- A. 原因不明の心停止あるいはVFまたは多形性VTが確認されている
- B. 夜間苦悶様呼吸
- C. 不整脈原性が疑われる失神
- D. 機序や原因が不明の失神

3. 副所見

臨床歴

- A. 他の原因疾患を認めない30歳以下発症の心房粗動・細動

家族歴

- B. ブルガダ症候群と確定診断されている
- C. 発熱時発症，夜間就眠時発症，あるいはブルガダ症候群増悪薬剤との関係が疑われる心臓突然死を認める
- D. 45歳以下の原因不明の心臓突然死を認め，剖検所見で原因が特定されていない

遺伝子検査結果（保険適用外）

- E. ブルガダ症候群を特定する病原性遺伝子変異（*SCN5A*）を認める

有症候性ブルガダ症候群：心電図所見1項目と主所見臨床歴2-A～2-Dの1項目 を満たす場合.
無症候性ブルガダ症候群：心電図所見1項目のみで主所見臨床歴がない場合.

　無症候性ブルガダ症候群の場合，副所見3-A（臨床歴），3-B～3-D（家族歴），3-E（*SCN5A*変異）はリスク評価の際の参考とする．非タイプ1（タイプ2あるいはタイプ3）心電図のみの場合はブルガダ症候群とは診断されないが，時間経過とともにタイプ1心電図が出現する可能性もあるので，経過観察（とくに主所見出現時の受診）は必要である.

（日本循環器学会. 2018[90]より）

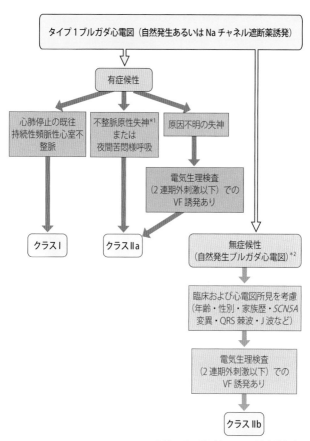

クラスⅢの適応については省略した

*1: 不整脈原性失神：非不整脈原性失神にくらべて，男性・中高年に多い．尿失禁をともなうことが多く，高温・混雑・痛み・精神的ストレス・起立姿勢などの誘因をともなわない

*2: Na チャネル遮断薬誘発性の場合は慎重な経過観察

図4　ブルガダ症候群に対する ICD の適応

表21　ブルガダ症候群に対する ICD 適応の推奨と
　　　エビデンスレベル

	推奨クラス	エビデンスレベル	Minds推奨グレード	Mindsエビデンス分類
タイプ1心電図に加えて心肺停止蘇生歴あるいは VF既往を有する症例	I	B	A	IVa
タイプ1心電図で不整脈原性失神あるいは夜間の苦悶様呼吸を有する症例	IIa	C	B	IVa
タイプ1心電図と原因不明の失神があり，2連期外刺激以下のプログラム心室刺激で VFが誘発される症例	IIa	C	C1	IVa
自然発生タイプ1心電図で無症候性であっても，考慮すべきその他の臨床所見（年齢，性別，家族歴など），その他の心電図異常所見（QRS棘波，J波など），あるいは SCN5A 遺伝子変異を有し，2連期外刺激以下のプログラム心室刺激で VFが誘発される症例	IIb	C	C1	V
12ヵ月以上の余命が期待できない場合	III	C	C2	VI
精神障害などで治療に際し患者の同意や協力が得られない場合	III	C	C2	VI

6.5.4
先天性QT延長症候群

　先天性QT延長症候群の臨床診断には古くからSchwartzのリスクスコア[93]が用いられ（**表22**[93)]，**23**[93a)]），合計スコアが3.5以上の場合に診断される[94, 95)]．治療は一般的に生活指導と薬物治療になるが，十分行っても致死的不整脈がコントロールされない場合，非薬物治療が選択される[96)]．

　LQT3ではLQT1，LQT2にくらべ，生涯心イベント発症率は低いが，致死的心イベント発症率は高い[97)]．しかし，ICD治療は対症療法にすぎず，植込み術中・後の合併症，また植込み後の頻回作動により精神的な障害をきたすこともある．とくに若年者に対してはリスクとベネフィットを評価して決定するべきである[98)]（**表24**，**25**）．

表 22 先天性 QT 延長症候群のリスクスコアと診断基準

基準項目		点数
心電図所見		
QT 時間の延長（QTc）[*1]	≧ 480 ms	3
	460〜479 ms	2
	450〜459 ms（男性）	1
運動負荷後4分のQTc	≧ 480 ms	1
TdP [*2]		2
視覚可能なT wave alternans		1
Notched T波（3誘導以上）		1
年齢不相応の徐脈 [*3]		0.5
臨床症状		
失神 [*2]	ストレスにともなう	2
	ストレスにともなわない	1
先天性聾		0.5
家族歴 [*4]		
確実な先天性QT延長症候群の家族歴 [*5]		1
30歳未満での突然死の家族歴		0.5

点数の合計により，≧3.5点：診断確実，1.5〜3点：疑診，≦1点：可能性が低い，に分類される．
[*1]：治療前あるいは QT 延長を引き起こす因子がない状態で記録し，Bazettの補正式を用いてQTcを算出する．
[*2]：TdPと失神が両方ある場合は計2点
[*3]：各年齢の安静時心拍数の2パーセンタイル値（**表23**）を下回る場合
[*4]：両方ある場合は計1点
[*5]：先天性QT延長症候群リスクスコア≧3.5の家族歴

（Schwartz PJ, et al. 2011[93]より）
©2011 American Heart Association, Inc.

表23　新生児期〜3歳までの各年齢の心拍数の2パーセンタイル

	男子	女子
0〜1ヵ月	129	136
1〜3ヵ月	126	126
3〜6ヵ月	112*	122*
6〜12ヵ月	106	106
1〜3歳	97	95

*：例数が少ないため，95％信頼限界値を使用
（Rijnbeek PR, et al. 2001[93a]より作表）

**表24　先天性QT延長症候群に対するICDの適応の推奨と
エビデンスレベル**

	推奨クラス	エビデンスレベル	Minds推奨グレード	Mindsエビデンス分類
VFまたは心停止の既往を有する患者	I	B	A	IVa
①TdP，失神の既往 ②突然死の家族歴 ③β遮断薬*に対する治療抵抗性	3項目中2つ以上満たす場合　IIa	B	C1	IVa
	3項目中1項目以下　IIb	B	C1	IVa
無症状でβ遮断薬も未導入の患者	III	C	C2	IVb

*：β遮断薬の有効性は症状と負荷によるQT延長の程度で判断する．
LQT3と診断された場合はβ遮断薬は無効とする．

表25 先天性 QT 延長症候群に対する左心臓交感神経節切除術
（LCSD）の適応の推奨とエビデンスレベル

	推奨クラス	エビデンスレベル	Minds推奨グレード	Mindsエビデンス分類
高リスク先天性 QT 延長症候群患者で，以下のいずれかを満たす場合 ① ICD植込みが禁忌あるいは植込み術を拒否 ② β遮断薬が無効または忍容できず内服困難，または内服禁忌	IIa	C	C1	V
β遮断薬の内服かICD治療にもかかわらず不整脈イベントを起こす患者	IIb	C	C1	VI

6.5.5

カテコラミン誘発性多形性心室頻拍（CPVT）（表26）

　CPVTの治療と管理は運動制限が基本で，状態に応じてβ遮断薬とフレカイニドを中心とする薬物治療，左星状神経節切除術，ICD治療が行われる[99-102]．二次予防にはICD治療が推奨されるが，若年または幼少期の症例が多く，成長にともなうシステム交換などを考慮する必要がある．CPVTではショック作動にともなう疼痛・苦痛が交感神経興奮を亢進させてさらなる不整脈を惹起し，頻回作動，最終的には死亡に至らしめる危険がある[103, 104]．このためICD治療は単独ではなく，薬物治療を併用のうえで導入する[95, 105]．

表26　CPVTに対するICD適応の推奨とエビデンスレベル

	推奨クラス	エビデンスレベル	Minds推奨グレード	Mindsエビデンス分類
CPVTと診断され，適切な薬物治療または左星状神経節切除術を行っているにもかかわらず心肺停止，再発する失神，多形性VTもしくは二方向性VTを認める症例へのICD治療	I	C	A	V
CPVTと診断された無症状の症例へのICD単独治療（他の治療を併施しないもの）	III	C	D	V

6.5.6
その他の特殊疾患（HOCM，ARVC，ブルガダ症候群，先天性QT延長症候群，CPVT以外）

a. 特発性心室細動（IVF）（表27）

　器質的心疾患のない疾患群で，IVFや，その類縁疾患である早期再分極症候群（ERS），QT短縮症候群（SQTS）などが含まれる．一度でもVFまたはVFによる心停止蘇生後の患者は，いずれの疾患でもICDは推奨クラスIである．心停止またはVF蘇生後の明らかな心電図異常のないIVF患者で1年以上の生存が期待される場合，トリガーとなる心室期外収縮（PVC）に対するアブレーションの成否や，キニジンなどの薬物治療の有無にかかわらずICDの適応となる[106]．

表27　IVF に対する ICD の適応の推奨とエビデンスレベル

	推奨クラス	エビデンスレベル	Minds推奨グレード	Mindsエビデンス分類
VFまたは心停止の既往を有する患者	I	B	A	IVa

b. ERS

　心停止またはVF蘇生の既往のあるERS患者は，ICDの適応である（**表28**，**図5**）.

表28　早期再分極（ER）パターンを有する患者に対する ICD の適応の推奨とエビデンスレベル

	推奨クラス	エビデンスレベル	Minds推奨グレード	Mindsエビデンス分類
VFまたは心停止の既往を有する患者	I	B	A	IVa
不整脈原性失神，痙攣，夜間苦悶様呼吸の既往のいずれかがあり，かつ濃厚な若年性心臓突然死家族歴を有する患者	IIb	C	C1	VI
無症状だが高リスク心電図所見*を有し，かつ濃厚な若年性心臓突然死家族歴を有する患者	IIb	C	C1	IVa
無症状のERパターンを有する患者	III	C	D	VI

*：高リスク心電図：下側壁の広範囲な誘導における J 点上昇，0.2 mVを超える J 点上昇，ST分画が水平型（horizontal）もしくは下降型（descending），日内変動，日差変動の大きな J 波

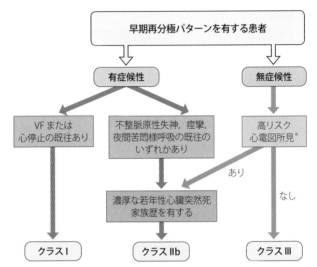

*：高リスク心電図：下側壁の広範囲な誘導における J 点上昇，0.2 mV を超える J 点上昇，ST 分画が水平型（horizontal）もしくは下降型（descending），日内変動，日差変動の大きな J 波

図 5　ER パターンを有する患者に対する ICD の適応

c. SQTS

　無症状でも QTc ＜ 320 ms の QT 短縮を認める SQTS 患者は，ただちに ICD の適応はないが，定期的なフォローアップは必要である（**表29**，**図6**）．

表 29　SQTS に対する ICD の適応の推奨とエビデンスレベル

	推奨クラス	エビデンスレベル	Minds推奨グレード	Mindsエビデンス分類
VFまたは心停止の既往を有するSQTS患者	I	B	A	IVa
心臓突然死の家族歴または不整脈原性失神が疑われる失神の既往を有する SQTS 患者（QTc ＜ 320 ms）	IIb	C	C1	VI
無症状のSQTS患者	III	C	D	VI

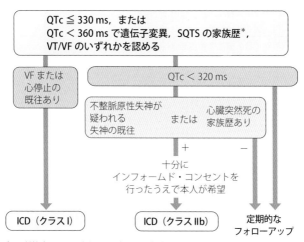

*：2 親等内に SQTS または 40 歳以下の突然死

図 6　SQTS に対する ICD の適応

6.6
皮下植込み型除細動器（S-ICD）

S-ICDは静脈アクセスがない患者，若年者，易感染性の患者，経静脈デバイス抜去後の患者に適している（**表30**）.

表30　S-ICD の適応の推奨とエビデンスレベル

	推奨クラス	エビデンスレベル	Minds推奨グレード	Mindsエビデンス分類
経静脈ICDの植込み適応を満たし，静脈アクセスが困難，もしくは感染の高リスクであり，徐脈に対するペーシング，VTに対する抗頻拍ペーシングやCRTの必要のない場合	I	B	B	IVa
経静脈ICDの植込み適応を満たし，徐脈に対するペーシング，VTに対する抗頻拍ペーシングやCRTの必要がない場合	IIa	B	B	IVa
経静脈ICDの植込み適応を満たし，静脈アクセスが困難，若年者，もしくは感染の高リスクである場合	IIb	C	C1	V

7.
心臓再同期療法（CRT）

7.1
CRT

7.1.1
NYHA心機能分類別のCRT適応（表31[103,106a,106b,107]，32）

　心不全患者ではβ遮断薬などの導入により，心機能の改善や左室のリバースリモデリングを生じる症例もあるため，十分な薬物治療を行った後に適応を考慮する．とくに，血行再建術後＜3ヵ月および新規の心不全薬物治療導入後＜3ヵ月は，特別な状況を除きCRTの適応とはならない．一方，CRT導入後にβ遮断薬などの増量が行える症例もあり[108]，最大用量が達成できない状況での適応もありうる．

表31　完全左脚ブロック（CLBBB）患者でのCRTの適応

ガイドライン	QRS (ms)					
	120〜129		130〜149		≧150	
	NYHA III/IV	NYHA II	NYHA III/IV	NYHA II	NYHA III/IV	NYHA II
欧州心臓病学会（ESC）急性/慢性心不全ガイドライン（2016）[107]	III	III	I	I	I	I
ESC / 欧州不整脈学会（EHRA）ペーシング/CRTガイドライン（2013）[103]	I	I	I	I	I	I
米国心臓病学会財団（ACCF）/ 米国心臓協会（AHA）心不全ガイドライン（2013）[106a]	IIa	IIa	IIa	IIa	I	I
カナダ心臓血管学会（CCS）心不全ガイドライン（2017）[106b]	III	III	I	I	I	I

表 32 NYHA 心機能分類別の CRT 適応の推奨とエビデンスレベル（表 35 参照）

	推奨クラス	エビデンスレベル	Minds推奨グレード	Mindsエビデンス分類
NYHA 心機能分類 III～IV				
以下のすべてを満たす患者 ①最適な薬物治療 ②LVEF ≦ 35% ③QRS 幅 120 ms 以上の左脚ブロック ④洞調律	I	A	A	I
以下のすべてを満たす患者 ①最適な薬物治療 ②LVEF ≦ 35% ③QRS 幅 150 ms 以上の非左脚ブロック ④洞調律	IIa	B	B	II
以下のすべてを満たす患者 ①最適な薬物治療 ②LVEF ≦ 35% ③QRS 幅 120～149 ms の非左脚ブロック ④洞調律	IIb	B	C1	III
NYHA 心機能分類 II				
以下のすべてを満たす患者 ①最適な薬物治療 ②LVEF ≦ 30% ③QRS 幅 150 ms 以上の左脚ブロック ④洞調律	I	B	B	II
以下のすべてを満たす患者 ①最適な薬物治療 ②LVEF ≦ 30% ③QRS 幅 150 ms 以上の非左脚ブロック ④洞調律	IIa	B	B	II

	推奨クラス	エビデンスレベル	Minds推奨グレード	Mindsエビデンス分類
以下のすべてを満たす患者 ①最適な薬物治療 ②LVEF ≦ 30% ③QRS 幅 120〜149 ms の左脚ブロック ④洞調律	IIa	B	B	II
以下のすべてを満たす患者 ①最適な薬物治療 ②LVEF ≦ 30% ③QRS 幅 120〜149 ms の非左脚ブロック ④洞調律	IIb	B	C1	III
NYHA 心機能分類I〜IV				
以下のいずれかを満たす患者 ①慢性疾患による身体機能制限 ②1年以上の余命が期待できない症例	III	C	C2	VI

7.1.2
心不全をともなうペースメーカ植込み適応例への CRT（表33）

表33　ペースメーカ/ICDの適応があるもしくは植込み後の患者に対するCRT適応の推奨とエビデンスレベル（表35参照）

	推奨クラス	エビデンスレベル	Minds推奨グレード	Mindsエビデンス分類
NYHA心機能分類 III～IV				
以下のすべてを満たす患者 ①最適な薬物治療 ②LVEF＜50% ③ペースメーカあるいはICDの適応 ④高頻度に心室ペーシングに依存することが予想される場合	IIa	B	B	II
以下のすべてを満たす患者 ①最適な薬物治療 ②LVEF≦35% ③既存のペースメーカあるいはICDを有し，高頻度に心室ペーシングに依存しており，心不全の増悪をきたした場合	IIa	B	C1	IVa
NYHA心機能分類 II				
以下のすべてを満たす患者 ①最適な薬物治療 ②LVEF＜50% ③ペースメーカあるいはICDの適応 ④高頻度に心室ペーシングに依存することが予想される場合	IIa	B	B	II

	推奨クラス	エビデンスレベル	Minds推奨グレード	Mindsエビデンス分類
以下のすべてを満たす患者 ①最適な薬物治療 ②LVEF ≦ 35% ③既存のペースメーカあるいはICDを有し, 高頻度に心室ペーシングに依存しており, 心不全の増悪をきたした場合	IIa	B	C1	IVa
NYHA 心機能分類 I				
以下のすべてを満たす患者 ①最適な薬物治療 ②LVEF ＜ 50% ③ペースメーカあるいはICDの適応 ④高頻度に心室ペーシングに依存することが予想される場合	IIb	B	B	II

7.1.3
AFへのCRT (表34)

**表34　AF患者におけるCRT適応の推奨とエビデンスレベル
（表35参照）**

	推奨クラス	エビデンスレベル	Minds推奨グレード	Mindsエビデンス分類
NYHA心機能分類 III〜IV				
以下のすべてを満たす患者 ①最適な薬物治療 ②LVEF≦35% ③QRS幅120 ms以上の左脚ブロックもしくはQRS幅150 ms以上の非左脚ブロック ④高頻度で両室ペーシングが可能な心房細動	IIa	B	B	II
AF患者の両室ペーシング率をできるかぎり100%に近づける	IIa	B	B	IVa
頻脈のため房室結節アブレーションが必要であるLVEF低下患者に対するCRT	IIb	B	B	II

7.1.4
CRT適応のまとめ（表35）

表35 CRTに関する適応のまとめ

CRTの適応						
NYHA心機能分類	最適な薬物治療	LVEF(%)	QRS波形	QRS幅(ms)	調律	推奨クラス
Ⅲ～Ⅳ	○	≦35	LBBB	≧120	洞調律	Ⅰ
	○	≦35	非LBBB	≧150	洞調律	Ⅱa
	○	≦35	非LBBB	120～149	洞調律	Ⅱb
Ⅱ	○	≦30	LBBB	≧150	洞調律	Ⅰ
	○	≦30	非LBBB	≧150	洞調律	Ⅱa
	○	≦30	LBBB	120～149	洞調律	Ⅱa
	○	≦30	非LBBB	120～149	洞調律	Ⅱb
Ⅲ～Ⅳ	○	≦35	LBBB	≧120	AF	Ⅱa*
	○	≦35	非LBBB	≧150	AF	Ⅱa*
Ⅰ～Ⅳ	慢性疾患による身体制限，または1年以上の余命が期待できない					Ⅲ

＊：高頻度で両室ペーシングが可能な場合

7.2
両室ペーシング機能付き植込み型除細動器（CRT-D）

CRT-Dは電気的治療により致死的不整脈を停止させる機能を有し，CRT適応患者の突然死リスクをより一層低下させる可能性がある[61, 62, 64, 109]．心臓突然死予防の観点からはCRTよりCRT-Dのほうが有用と考えられるが，総死亡率に関しては両者間に有意差は認められていない[110, 111]．欧州のガイドラインでは，CRT-Dの適応は良好な身体機能が1年以上期待できる場合とされている[107]．

7.3
心外膜電極を用いたCRT/CRT-D

成人のCRTにおける左室リード留置は，経静脈によるアプローチがスタンダードである．しかし，冠静脈洞の解剖学的構造などの理由で，経静脈的アプローチによる左室リード留置不成功例が存在する[112, 113]．現在でも留置不成功例は皆無ではなく，心外膜アプローチによる左室リード留置が検討される．

心外膜電極の留置には外科的処置をともなう．心外膜電極によるCRTも経静脈法によるCRTも心機能に対する効果は同等と推測される．心外膜電極留置の利点は，静脈走行にかかわらず最適部位に留置でき，肉眼的にペーシング部位の心筋性状や電極の固定を確認できることである[114]．また，CRT適応症例が他の要因により心臓外科手術を受ける場合には，静脈走行などを検討のうえ心外膜電極留置を考慮してもよい．

8.
経皮的リード抜去術

　リード抜去術はCIED感染などに対する重要な治療法であり，スネアやシースなどの機器を使用して抜去する経皮的リード抜去術，開胸術や開心術による外科的リード抜去術がある[115, 116]．適応は感染性・非感染性に大別される（**表36**[117]，**37**[118-120]）．

表36　感染症例に対するリード抜去術の推奨とエビデンスレベル

	推奨クラス	エビデンスレベル	Minds推奨グレード	Mindsエビデンス分類
すべてのデバイス感染患者に対して，完全なデバイスおよびリードの抜去	I	B	B	III
リードおよび/またはデバイスへの関与が明らかでなくとも，すべての感染性心内膜炎患者に対して，完全なデバイスおよびリードの抜去	I	B	B	III
他に明らかな感染源がなく，適切な抗菌薬治療によっても持続性または再発性の菌血症または真菌血症である患者に対して，完全なデバイスおよびリードの抜去	I	B	B	III

　感染性心内膜炎ガイドライン（JCS2017）[117]において，リード抜去術に関し本ガイドラインと同様の病態についての記載があるが，両者間で一部の推奨クラスが異なっている．これは，感染性心内膜炎ガイドラインが外科的な抜去手技や疣贅についても考慮されていることによるものである．

表 37 非感染症例に対するリード抜去術の推奨とエビデンスレベル

	推奨クラス	エビデンスレベル	Minds推奨グレード	Mindsエビデンス分類
A. 慢性疼痛				
デバイス本体あるいはリード刺入部に重篤な痛みがあり，その痛みが薬物治療，外科治療によってコントロールが困難で，かつ他に治療手段がない場合に行うデバイスシステム抜去	IIa	C	C1	VI
B. 血栓塞栓症，血管に関する諸問題				
リードあるいはリードの一部分に付着した血栓により引き起こされた臨床的に有意な血栓塞栓症であり，他に治療手段がない場合に行うリード抜去術	I	C	C1	VI
上大静脈狭窄あるいは閉塞が存在し，必要なリード追加が困難な場合に行うリード抜去術	I	C	C1	VI
経静脈リードが存在する血管に対してステント留置を行う場合に，ステント外にリードが固定されることを予防する目的で行われるリード抜去術	I	C	C1	VI
重篤ではないが有症状の上大静脈閉塞あるいは狭窄を有する症例に対して，血管の開存を維持する目的で行われるリード抜去術	I	C	C1	VI
リードが留置された一側の血管が閉塞しており，さらにリードの追加が必要な場合に対側に血管へのアプローチを避ける目的で行われるリード抜去術	IIa	C	C1	V

	推奨クラス	エビデンスレベル	Minds推奨グレード	Mindsエビデンス分類
C. その他				
残存するリードが致死的な不整脈の原因となる場合に，そのリードに対し行われるリード抜去術	I	C	C1	VI
デバイス本体，リードの位置が悪性疾患の治療の妨げとなる場合に行われるリード抜去術	IIa	C	C1	VI
一側から5本以上あるいは上大静脈に6本以上のリードが留置される場合に行われるリード抜去術	IIa	C	C1	V
遺残リードがデバイスの作動の妨げとなる場合に，遺残リードに対して行われるリード抜去術	IIa	C	C1	VI
MRI対応システムへの変更を目的で施行されるリード抜去術*	IIa	C	C1	VI
リード本体のデザインあるいはリード不全をきたすことにより，将来有害となるリスクを有するリードに対し行われるリード抜去術	IIb	C	C1	V
リコール対象でない正常に作動しているリードに対して，十分な説明と同意を得たうえで行われるリード抜去術	IIb	C	C1	VI

*：MRI対応システムへの変更目的の適応は，2017年米国不整脈学会（HRS）エキスパートコンセンサスでは推奨クラスIIbに下げられた．これはMRI非対応システムにMRI撮像を行う方法[118]および臨床的安全性が報告されたこと[119, 120]に基づいての変更であるが，わが国では一般的なコンセンサスが得られていないため，推奨クラスIIaのままとした．

8.1
デバイス感染が明らかな場合

CIED関連感染が明らかな場合には，可及的早期のデバイス全システムの摘出が推奨クラスⅠ適応である．

8.2
デバイス感染が明らかでない菌血症に対するリード抜去適応

感染源を特定する検査を進めるとともに，中心静脈ライン，一時的ペーシングカテーテルなどの容易に抜去できるものをすべて摘出し，感受性に基づいた抗菌薬治療を行う．それでも感染源が不明，かつ臨床経過が不良な場合にはリード抜去手術の適応を検討する[121]．

起炎菌が黄色ブドウ球菌，コアグラーゼ陰性ブドウ球菌（CNS），*Propionibacterium*属，*Candida*属の場合は抗菌薬治療に抵抗性であり，早期のデバイス全システム摘出を要する．

起炎菌がαβ溶連菌属，腸球菌属の場合は早期にリード抜去手術を行うか，抗菌薬治療を継続し，菌血症が持続性または再発性の場合にはリード抜去手術を行う．

起炎菌がグラム陰性菌，肺炎球菌の場合は抗菌薬治療を継続し，菌血症が持続性または再発性の場合にはリード抜去手術を行う．

8.3
表層性デバイスポケット感染

デバイス術後30日以内の発症で，ポケット全体の発赤を認めず，かつ発熱や炎症反応のような全身症状がない場合には，ブドウ球菌に感受性のある抗菌薬を7〜10日間経口投与し，創部の処置を行う．

8.4
感染症に対するリード抜去後療法とデバイス再植込み

リード抜去を含む全システム摘出後には，検出された細菌に対する感受性試験に基づいた抗菌薬治療を行う．

　デバイスの再植込みはデバイスの必要性を再考し，再植込みをしないことも考慮する．再植込みのタイミングは術後72時間以上の血液培養陰性確認後が推奨される．致死的不整脈リスクが高い場合には，再植込みまでWCDの使用を考慮する．

9.
小児および先天性心疾患患者における植込み型心臓電気デバイス（CIED）

9.1
ペースメーカ

　一般的に症候性徐脈（心拍数≦40もしくは≧3秒の心停止）はペースメーカの適応である[31, 122, 123]．無症状の先天性完全房室ブロックに対する適応の判断は困難であるが，平均心拍数や心停止時間などを参考にする[124-126]．先天性心疾患術後の完全房室ブロックは予後不良であり，回復する見込みのない高度，もしくは完全房室ブロックは推奨クラスIである（**表38**）．

表38 小児および先天性心疾患患者のペースメーカ植込みの推奨と
エビデンスレベル

	推奨クラス	エビデンスレベル	Minds推奨グレード	Mindsエビデンス分類
症候性徐脈，心機能不全，低心拍出をともなう高度もしくは完全房室ブロック	I	C	A	VI
年齢に不相応な徐脈にともなう徐脈頻脈症候群を含む症候性洞機能不全（徐脈の定義は年齢と期待心拍数により異なる）（抗不整脈薬による洞機能不全も含む）	I	C	A	V
幅広いQRSの補充収縮，心室期外収縮，心機能不全，QTc延長をともなう先天性完全房室ブロック	I	B	A	V
乳児の先天性完全房室ブロックで，心室レートが55拍/分未満のもの　先天性心疾患があり，心室レートが70拍/分未満のもの	I	C	A	V
心疾患後回復する見込みのない高度もしくは完全房室ブロック	I	C	A	V
先天性完全房室ブロックで，1歳を過ぎても平均心拍が50拍/分以下のもの，基本周期の2〜3倍の心停止をともなうもの，もしくは症候性徐脈をともなうもの	IIa	C	B	IVb
複雑先天性心疾患にともなう洞徐脈で，安静時心拍数が40拍/分以下，もしくは3秒以上の心停止をともなうもの	IIa	C	B	VI

	推奨クラス	エビデンスレベル	Minds推奨グレード	Minds エビデンス分類
先天性心疾患にともなう洞徐脈もしくは房室同期不全により血行動態が悪化するもの	IIa	C	B	V
先天性心疾患術後に一過性房室ブロックがあり，脚ブロックを認め，原因不明の失神をともなうもの	IIa	B	B	IVb
先天性心疾患術後の一過性完全房室ブロックで2枝ブロックをともなうもの	IIb	C	C2	V
無症状で，年齢相応の心拍数であり，QRSの延長がなく，心機能の正常な先天性完全房室ブロック	IIb	B	C2	IVb
無症状の先天性心疾患術後の一過性房室ブロックで，正常房室伝導に戻ったもの	III	B	C2	V
第1度房室ブロック合併の有無にかかわらず先天性心疾患術後の2枝ブロックで，完全房室ブロックの既往のないもの	III	C	C2	VI
無症状のウェンケバッハ型第2度房室ブロック	III	C	C2	VI
無症状の洞徐脈で，RR間隔が3秒未満，かつ最低心拍数が40拍/分以上のもの	III	C	C2	VI
心内短絡がある場合の心内膜リードの植込み（ただし，血行動態，抗凝固療法の導入，シャント閉鎖の有無，心内膜リードの代わりとなるリードアクセスを個々に検討し，決定すること）	III	B	D	IVb

9.2
ICD

　小児および先天性心疾患患者に対するICDの適応症例は少なく，ほとんどが突然死二次予防である[127, 128]．

　S-ICDの適応は25〜30 kg以上とされる．先天性心疾患では，術前術後に多岐にわたる血管，心内構造の異常を認めることより，突然死のリスク層別化は困難である（**表39**[29, 129-151]）．

表39　小児および先天性心疾患患者のICD植込みの推奨とエビデンスレベル

	推奨クラス	エビデンスレベル	Minds推奨グレード	Mindsエビデンス分類
VFまたは血行動態不安定なVTによる心停止からの蘇生患者で，心肺停止が不可逆的原因による場合	I	B	A	IVa
先天性心疾患患者で症状をともなう持続性VTがある場合（カテーテルアブレーションや外科手術も治療選択として考慮する）	I	B	A	IVa
原因不明の失神を繰り返す先天性心疾患患者で，体心室駆出率35%以下の心室機能低下を認めるか，電気生理検査で心室性不整脈が誘発される場合	IIa	B	B	IVa
ファロー四徴症術後の突然死の危険因子（左室収縮または拡張障害，NSVT，QRS幅180 ms以上，広範な右室の線維化，電気生理検査での心室性不整脈の誘発）が3つ以上ある場合	IIa	B	B	IVb

	推奨クラス	エビデンスレベル	Minds推奨グレード	Mindsエビデンス分類
先天性心疾患患者で，体心室駆出率35%以下の心室機能低下，NSVTを認め，NYHA心機能分類IIまたはIIIの心不全症状がある場合	IIa	C	C1	IVb
VFの既往があるが，冠動脈が修復された冠動脈起始異常	IIb	C	C1	V
12ヵ月以上の余命が期待できない場合	III	C	C2	VI
精神障害などで治療に際して患者の同意や協力が得られない場合	III	C	C2	VI
急性の原因（急性虚血，電解質異常，薬剤など）が明らかなVT，VFで，その原因の除去によりVT，VFが予防できると判断される場合	III	C	C2	VI
抗不整脈薬やカテーテルアブレーションでコントロールできない，頻回に繰り返すVTあるいはVF	III	C	C2	VI
心移植，CRT，左室補助装置の適応とならないNYHA心機能分類IVの薬物治療抵抗性重症うっ血性心不全	III	C	C2	VI
心内短絡がある場合の心内膜リードの植込み（ただし，血行動態，抗凝固療法の導入，シャント閉鎖の有無，心内膜リードの代わりとなるリードアクセスを個々に検討し，決定すること）	III	B	D	IVb

9.3
CRT, CRT-D

先天性心疾患を合併しない小児におけるCRTの適応は,一般
成人に準ずる(**表40** [29, 152-174]).

**表40 先天性心疾患患者のCRT植込みの適応の推奨と
エビデンスレベル**

	推奨クラス	エビデンスレベル	Minds推奨グレード	Mindsエビデンス分類
体心室左室で,NYHA心機能分類II～IVの慢性心不全を呈し,LVEF 35%以下,QRS幅120 ms以上の完全左脚ブロックで洞調律の場合	I	B	A	II
体心室右室で,NYHA心機能分類II～IVの慢性心不全を呈し,右室駆出率35%以下,右室拡大,QRS幅120 ms以上の完全右脚ブロックの場合	IIa	C	B	IVb
NYHA心機能分類I～IVで,体心室駆出率35%以下,自己QRS幅の増大がなく,40%以上の心室ペーシングが必要で,デバイスの新規植込みまたは電池交換を予定している場合(体心室心尖または中側壁からのsingle site pacingはCRTの代替としうる)	IIa	C	C1	IVb
単心室血行動態で,NYHA心機能分類II～IVの慢性心不全を呈し,体心室駆出率35%以下,心室拡大,QRS幅120 ms以上の単心室内伝導遅延(完全右脚または左脚ブロック)がある場合	IIa	C	B	IVb

	推奨クラス	エビデンスレベル	Minds推奨グレード	Mindsエビデンス分類
NYHA心機能分類Ⅰ～Ⅳで，体心室駆出率35%以上，自己QRS幅の増大がなく，40%以上の心室ペーシングが必要で，デバイスの新規植込みまたは電池交換を予定している場合（体心室心尖または中側壁からの single site pacing はCRTの代替としうる）	Ⅱb	C	C2	Ⅳb
NYHA心機能分類Ⅰ～Ⅳで，QRS幅120 ms以上の体心室と同側の完全脚ブロックで，進行性の体心室機能不全または拡大があり，心臓手術を予定している場合（とくにCRTの際，心外膜リードが必要な場合）	Ⅱb	B	C1	Ⅳb
体心室右室で，NYHA心機能分類Ⅰ～Ⅳ，QRS幅120 ms以上の完全右脚ブロックで，三尖弁逆流に対する外科的介入を予定している場合	Ⅱb	B	C1	Ⅳb
肺動脈弁下右室の著明な拡大と機能不全があり，NYHA心機能分類Ⅱ～Ⅳの慢性心不全を呈し，QRS幅150 ms以上の完全右脚ブロックがある場合	Ⅱb	C	C2	Ⅴ
NYHA心機能分類Ⅳの慢性心不全を呈し，重度の体心室機能不全があり，心移植または人工心臓の装着を遅らせるまたは回避を検討しうる場合	Ⅱb	C	C1	Ⅵ
心不全以外の慢性疾患により身体機能が制限されたり，12ヵ月以上の余命が期待できない場合	Ⅲ	C	C2	Ⅵ

10.
植込み型モニター（ICM）(表41)

表41　ICM適応の推奨とエビデンスレベル

	推奨クラス	エビデンスレベル	Minds推奨グレード	Mindsエビデンス分類
①心原性を疑う高リスク所見*はないが，反射性失神あるいは起立性低血圧などの非心原性失神であることが否定的で，発作が不定期あるいはまれな，原因不明の再発性失神患者の初期段階での評価 ②心原性を疑う高リスク所見*を有するが，包括的な評価でも失神原因を特定できない，あるいは特定の治療法を決定できなかった場合 ③潜因性脳梗塞と診断された患者において，ホルター心電図を含む長時間心電図検査でも原因が同定されず，原因として心房細動の検出を目的とする場合	I	B	B	II
頻回に再発するか外傷をともなう失神歴がある反射性失神の疑いのある患者で，徐脈に対するペースメーカ治療が考慮される場合	IIa	C	C1	IVb

*：心原性失神を疑わせる高リスク所見については，2018年改訂版第2章4.3原因不明の失神 (p.32表17) を参照

11.
着用型自動除細動器（WCD）(表42)

表42　WCDの適応の推奨とエビデンスレベル

	推奨クラス	エビデンスレベル	Minds推奨グレード	Mindsエビデンス分類
LVEF≦35％で，NYHA心機能分類Ⅱ～Ⅲの心不全症状を有する急性心筋梗塞発症後40日以内の症例	IIa	B	B	III
LVEF≦35％で，NYHA心機能分類Ⅱ～Ⅲの心不全症状を有する冠動脈バイパス後または経皮的冠動脈インターベンション後90日以内の症例	IIa	B	B	III
LVEF≦35％で，非虚血性急性心不全発症後90日以内の症例	IIa	B	B	III
心移植待機条件を満たす非可逆性重症心不全症例	IIa	C	C1	IVa
ICDの適応があるが，他の身体的状況によりただちに手術を行えない症例	IIa	C	C1	IVa
感染などの理由で一時的にICDを抜去する症例	IIa	C	C1	IVa
ICDによる心臓突然死予防を考慮するが，臨床経過観察や予防治療の効果判定が優先される症例	IIb	C	C1	IVb
致死的不整脈の発生リスクが中等度であるが，十分な不整脈監視が行えない入院症例	IIb	C	C1	IVb

第2章　アブレーション

1.
合併症および対策

1.1
アブレーション対象不整脈別の合併症と成功率[175]（表43）

表43　アブレーション対象不整脈別の合併症と成功率

	施行数	急性期合併症（%）	急性期成功率（%）
WPW症候群（有症候）	614	1.3	94.6
WPW症候群（無症候）	27	3.7	74.1
潜在性副伝導路	401	1.5	96.3
房室結節リエントリー性頻拍	1412	1.7	98.4
洞房結節リエントリー性頻拍	25	0	100
心房期外収縮	26	3.8	88.5
心房粗動（AFL）	1966	1.3	97.9
AT	538	2.2	77.3
アブレーション関連AT/AFL	67	4.5	86.6
房室接合部離断	87	1.1	89.7
AF	2260	1.8	—
PVC	309	1	78.6
NSVT	280	0.3	81.1
持続性VT	362	3.3	84

（Murakawa Y, et al. 2012[175]を参考に作表）

1.2
AFアブレーションにおける合併症[176)]

　左房食道瘻の発生率は0.02〜0.11％と低いものの，致死率は70〜80％と高い[177, 178)]．術後2〜4週間程度に発生し，発熱，胸痛，意識障害，ショックなどの症状を呈することが多い[177)]．術後に嚥下時の違和感や腹部膨満感が出現した際には連絡するよう，患者に説明しておく．早期診断には胸部CT検査が有用で，内視鏡検査では二酸化炭素ガスを使用する必要がある[177-179)]．傷害の程度により食道ステントや保存的対処が可能なこともあるが，全身状態が悪化する前の外科的修復が基本である[177)]．その他の合併症の頻度や予防のための留意点に関しては，2018年改訂版p.65表56参照．

2.
上室頻拍

2.1
WPW症候群および他の心室早期興奮症候群

2.1.1
アブレーションの適応（表44）

**表44　WPW症候群および他の心室早期興奮症候群に対する
アブレーションの推奨とエビデンスレベル**

	推奨クラス	エビデンスレベル	Minds推奨グレード	Mindsエビデンス分類
有症候性の副伝導路に関連する頻拍発作がある場合	I	B	A	III
めまいや失神などの重篤な症状をともなう頻脈性心房細動や，他の心房性頻脈性不整脈がある場合	I	B	A	III

表 44　WPW 症候群および他の心室早期興奮症候群に対する
　　　　アブレーションの推奨とエビデンスレベル（続き）

	推奨クラス	エビデンスレベル	Minds推奨グレード	Mindsエビデンス分類
副伝導路に関連する頻拍発作はないが，発作により人命に関わる重大な事故につながる可能性がある職業の場合	IIa	B	B	III
副伝導路に関連する頻拍発作はないが，高リスク群の症例	IIa	B	B	III
副伝導路に関連する頻拍発作はないが，患者が希望した場合	IIb	C	C1	VI

2.1.2
アブレーションの合併症

　注意すべきは，前中隔から中中隔の副伝導路への高周波通電で生じる完全房室ブロックである（発生率2〜10%[180, 181]）．顕性WPW症候群で中隔領域の副伝導路が示唆される場合には，とくに合併症と再発に関する説明が重要である．

2.2
房室結節リエントリー性頻拍（AVNRT）

2.2.1
アブレーションの適応（表45）

表45 AVNRT に対するアブレーションの推奨とエビデンスレベル

	推奨クラス	エビデンスレベル	Minds推奨グレード	Mindsエビデンス分類
症状を有するAVNRT	I	B	A	II
頻拍発作の心電図が確認されている患者で，電気生理検査で頻拍が誘発されず，二重房室結節伝導路のみが認められた場合	IIa	C	C1	V
他の頻拍に対する電気生理検査またはカテーテルアブレーション治療中に偶然誘発されたAVNRT	IIa	C	C1	V

2.2.2

アブレーション手技

　焼灼の標的は遅伝導路である．特有な電位記録部位を標的とする電位アプローチ法と，解剖学的に特定部位を標的とする解剖学的アプローチ法がある．解剖学的アプローチ法は，後中隔部の冠静脈開口部（**図7A** P1，P2領域）から通電を試み，無効ならば徐々に高位（**図7A** M1，M2領域）移動させる．実際には両方組み合わせて実施することが多い．不成功の場合は冠静脈洞内（**図7B**，CS apical edge）の通電が有効なことがある．通電部位が前上方に向かうほど房室ブロックのリスクは高くなる．まれながら速伝導路が後方に偏位する例も存在するため，後中隔領域であっても注意を要する．

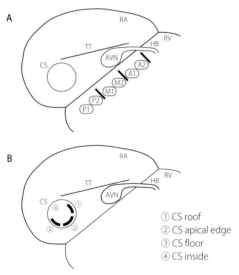

A

B

① CS roof
② CS apical edge
③ CS floor
④ CS inside

AVN：房室結節，CS：冠静脈洞，HB：ヒス束，RA：右房，RV：右室，TT：Todaro 腱索

図7　解剖学的アプローチによる遅伝導路アブレーション

2.2.3
アブレーションの合併症

房室ブロックが0.1〜0.4%に認められる[182]．発生率は通電部位に関係し，後中隔領域の通電に比し中中隔，前中隔と前方になるほど高くなる[183]．

洞調律時に著明な1度房室ブロックを認める場合は，通常の遅伝導路アブレーション後の房室ブロックの発生率が高くなる[184]．著明な1度房室ブロック例では速伝導路経由の順行性伝導が欠如している可能性があり，完全な遅伝導路伝導消失は房室ブロックを意味する．逆行性速伝導路伝導のアブレーションが試みられる場合もあるが，房室ブロックの発生に十分に注意する．

2.2.4
再発率

アブレーション後5年間での再施行は全体の1.3〜3.2%と報告されている[42, 182]．

2.3
通常型AFL（三尖弁輪・下大静脈間峡部関与）(表46)

**表46　通常型 AFL に対するアブレーションの
推奨とエビデンスレベル**

	推奨クラス	エビデンスレベル	Minds推奨グレード	Mindsエビデンス分類
有症候性か薬物によるレートあるいはリズムコントロールが困難な通常型AFL	I	B	B	I
AFに対するアブレーション施行中に，AFLが誘発されるか，以前に通常型AFLの記録がある場合	I	B	B	II
AFに対する薬物治療中に出現した通常型AFL	IIa	B	B	III
症状はないが，器質的心疾患を有し，心機能低下をともなう通常型AFL	IIa	C	B	IVa
AF以外の他の頻拍に対するカテーテルアブレーション治療中に偶然誘発された通常型AFL	IIa	C	C1	VI
薬物によるレートあるいはリズムコントロールを必要とする通常型AFL	IIa	C	C1	VI
症状はないが，再発性の通常型AFL	IIb	C	C1	V

　解剖学的峡部（CTI）にくぼみが存在するなど，複雑な解剖学的特徴を有するものではブロック作成に難渋することがある[185]．その際は同部位での完全離断に固執せず，より平坦な構造をもつとされる中隔側を新たな標的とする[186]．中隔側のブロックライン作成の場合は房室ブロックの発生にも注意する．

2.4
AT（表47）

　巣状興奮型 AT の起源には，洞結節領域（洞結節リエントリー頻拍），房室結節領域やヒス束近傍[187-190]，弁輪部，分界稜，肺静脈，上大静脈，冠静脈入口部，心房中隔，心耳などがある[191-194]．心耳起源と肺静脈起源のタイプは心室機能低下をともなう場合が多い[195]．

　巣状興奮型 AT では，12 誘導心電図で P 波の確認ができれば，その起源の予測がある程度可能である[196]．

表47　AT に対するアブレーションの推奨とエビデンスレベル

	推奨クラス	エビデンスレベル	Minds推奨グレード	Mindsエビデンス分類
症状を有する巣状興奮型，再発性の AT	I	C	B	IVa
頻繁に再発するインセサント型 AT	I	C	B	IVa
頻拍誘発心筋症の原因と考えられる AT	I	C	B	IVb
心室機能低下を有する器質的心疾患にともなう AT	IIa	C	C1	V
症状を有する巣状興奮型 AT で薬物治療が有効な場合	IIa	C	C1	VI

2.5
房室ブロック作成術

2.5.1
アブレーションの適応 （表48）

**表48 アブレーションによる房室ブロック作成術の
推奨とエビデンスレベル**

	推奨クラス	エビデンスレベル	Minds推奨グレード	Mindsエビデンス分類
重篤な症状，あるいは頻拍による高度の心機能低下をともなう，薬物治療が無効または副作用のため使用不能な上室性頻脈性不整脈で，上室性不整脈に対するカテーテルアブレーションが不成功または施行できない場合	I	B	B	I
QOLの著しい低下をともなう，薬物治療が無効または使用困難な上室性頻脈性不整脈で，上室性不整脈に対するカテーテルアブレーションが不成功または施行できない場合	IIa	B	B	I
CRT中の患者で，最適な薬物治療にもかかわらず上室性頻脈性不整脈のために十分な心室ペーシングが得られない場合	IIa	B	B	I
房室伝導を温存したほうが有益と考えられる場合，あるいは上室性頻脈性不整脈の心拍数コントロールに薬物治療を試みていない場合	III	C	C2	VI

2.5.2
アブレーション手技の注意点

　本治療後に突然死をきたすことがある．予防には術後のペースメーカのペーシングレートを多少高め（90〜80/分）に設定し，徐々に通常のレートとする[197]．植込み直後のレートレスポンスモード設定は心室不整脈を惹起する可能性がある[198]．本治療は右室ペーシングに起因する心室の非同期収縮をきたすことを認識しておく．慢性心不全に合併した永続性AFに対し，房室ブロック作成後のペースメーカを右室ペーシングとするか，CRTを施行するか，また除細動機能付きペースメーカとするか否かは，患者の状態により決定する[199,200]．

3.
心房細動（AF）

3.1
分類

　AFは臨床的病期，持続時間，自然停止の有無などにより，以下の5種類に分類される．

(1) **初発AF**：心電図上はじめてAFが確認されたもので，持続時間や真の初発かどうかは問わない．

(2) **発作性AF**：7日以内に洞調律に復すもの．多くは48時間以内に自然停止するが，7日まで継続することもある．発生後7日以内に除細動された場合も含む．

(3) **持続性AF**：7日を超えてAFが持続するもの．7日以後に薬物または直流除細動によって除細動された場合も含む．

(4) **長期持続性AF**：1年を超えて持続するAF．

(5) **永続性AF**：AFであることが患者および医師に受容されている場合．洞調律への復帰および維持を考慮する場合は「永続性」とせず，「持続性」あるいは「長期持続性」とする．

3.2
AFアブレーションの治療適応 (図8, 表49)

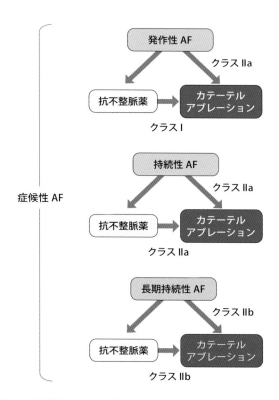

図8　症候性 AF の持続性に基づくリズムコントロール治療の
フローチャート

表49　AFに対するアブレーションの推奨とエビデンスレベル

	推奨クラス	エビデンスレベル	Minds推奨グレード	Mindsエビデンス分類
高度の左房拡大や左室機能低下を認めず，薬物治療抵抗性の症候性発作性AF	I	A	A	I
症候性再発性発作性AFに対する第一選択治療としてのカテーテルアブレーション	IIa	B	B	I
心不全（左室機能低下）の有無にかかわらず，同じ適応レベルを適用する	IIa	B	B	I
徐脈頻脈症候群をともなう発作性AF	IIa	B	B	III
症候性持続性AF	IIa	B	B	II
症候性長期持続性AF	IIb	B	B	II
無症候性発作性AFで再発性のもの	IIb	C	C1	III
無症候性持続性AF	IIb	C	C1	III
左房内血栓が疑われる場合	III	A	D	V
抗凝固療法が禁忌の場合	III	A	D	V

薬物治療抵抗性：少なくとも1種類のI群またはIII群抗不整脈薬が無効

　2021年フォーカスアップデート版では，その後のいくつかの研究結果[201-205]より，推奨が追加された（**表50**）.

表50 心不全を伴う AF に対するアブレーションの
推奨とエビデンスレベル FU

	推奨クラス	エビデンスレベル	Minds推奨グレード	Mindsエビデンス分類
低心機能を伴う心不全（HFrEF）を有する心房細動患者の一部において，死亡率や入院率を低下させるためにカテーテルアブレーション治療を考慮する	IIa	B	B	II

3.2.1
安易なアブレーション治療を慎むべき病態

a. 初発 AF

真の初発の発作性 AF の約半数では，5 年間の経過観察中に再発がなかった[206]．初発発作性 AF 症例では，再発性であることを確認したうえで適応を考慮する．

b. 可逆的要因を有する場合

AF 発生の危険因子のうち，可逆的要因[207,208]（**表51**）が解決されると AF が消失する可能性がある．また，これらの要因を有する患者ではアブレーションの治療効果が低い[207,208]．可逆的要因を認めるときはその解決を第1に考え，是正しても AF が残存する場合に適応を考慮する．

表51 AF 発生リスクの中での可逆的要因

- 甲状腺機能亢進症
- 肥満
- 睡眠時無呼吸症候群
- 高血圧
- 糖尿病
- 高脂血症
- アルコール多飲
- 喫煙

3.2.2
アブレーション適応に関する総合的判断の重要性

　AFに対するアブレーションの適応には，とくに年齢，症状，進行度の3因子を総合的に判断する（**図9**）．一般的に高齢者より若年者，無症候性AFより症候性AFで適応が高い．

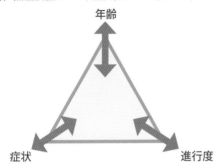

図9　AFアブレーションの適応に関する総合的判断
年齢，症状，AFの進行度の3因子を個別に判断するのではなく，各患者において総合的に判断することが重要である．

3.3
AF アブレーション手技

3.3.1
肺静脈隔離術

a. 高周波アブレーション

　AFの多くの起源は肺静脈を起源として発症する．肺静脈‐左房間接合部や肺静脈内のリエントリーがAFの持続にも重要な役割を果たしていることから，アブレーションでは肺静脈隔離術が基本となる．

　肺静脈隔離術は肺静脈‐左房間の伝導ブロックを目的とする．4本の肺静脈を個別に1本ずつ電気生理学的に伝導部位を分節して隔離する個別肺静脈隔離術，同側上下肺静脈前庭部を拡大して解剖学的に隔離する拡大同側肺静脈隔離術，さらに，肺静

脈のみならず左房後壁も一括して隔離するBox隔離術がある（**図10**）．

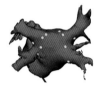　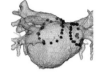　

個別肺静脈隔離術　　拡大同側肺静脈隔離術　　BOX隔離術

図10　おもな肺静脈隔離術術式

b. バルーン機器（表52）

表52　わが国で使用可能な肺静脈隔離術用バルーン機器

	クライオ バルーン	高周波ホット バルーン	レーザー バルーン
メーカー	Medtronic社	東レ株式会社	CardioFocus社
バルーンサイズ	固定（28 mm または 23 mm）	可変式（最大 33 mm）	可変式
太さ（フレンチ数）	10.5	12	12
ワンショットデバイスか否か	はい	はい	いいえ
ガイドワイヤー先行の有無	はい	はい	いいえ
治療中の電位記録	可	不可	不可
ガス排出設備	要	不要	不要

レーザーバルーン：レーザー照射内視鏡アブレーションシステム
ワンショットデバイス：肺静脈入口部全周にわたって一度の焼灼（加熱
または冷凍）で治療が可能なデバイスを示す．
治療中の電位記録：メーカー推奨の電極カテーテルによって肺静脈電位
の記録が可能な場合を示す．

3.3.2
肺静脈隔離以外の主要アブレーション手技

a. 心房内線状アブレーション

アブレーション部位としては，両上肺静脈を結ぶ左房天蓋部ライン，僧帽弁輪峡部ラインがもっともよく標的とされる．左房後壁隔離のために，左房天蓋部ラインとセットで両下肺静脈を結ぶ左房後壁底部ラインを追加することもある．

b. Non-PVトリガーへのアブレーション

肺静脈以外を起源とするAFのトリガー（non-PVトリガー）は，10〜20%程度に認める．

複数のカテーテルを配置後，必要に応じて電気的除細動を行い，洞調律下でnon-PVトリガーの有無，その起源をマッピングする．出現しない場合は，イソプロテレノールを血圧・脈拍に注意しながら漸増し，高用量（20〜30μg/分程度まで）負荷して誘発を行うことが望ましい．

3.4
AFアブレーション後に出現するAT

3.4.1
発生率

以下の手法においては，標的の伝導ブロックが完成した場合に比し，術後ATの発生が多い（**表53**）[209-217]．

(1)不完全な肺静脈隔離アブレーション（肺静脈周囲を焼灼しているが，電気的隔離に至っていない場合）
(2)伝導ブロック作成に至っていない線状アブレーション
(3)CFAEアブレーション

これらの不十分な焼灼は，後述するリエントリー回路形成のあらたな基質となってしまうことに関連していると考えられる．

3.4.2
機序

巣状興奮ATとマクロリエントリー性ATの2種に大別される．
巣状興奮ATの発生機序は多くの場合，マイクロリエントリー

表 53　AF に対するアブレーション後の AT 発生率

	標的の伝導ブロック	AT出現率（%）
部分焼灼によるPVI [210, 211]	はい	1〜2.9
全周性肺静脈周囲焼灼（CPVA）[212]	いいえ	24
全周性焼灼によるPVI（CPVI）[213]	はい	19
クライオバルーンPVI [209]	はい	0.8
CPVA＋線状アブレーション [214, 215]	いいえ	31
CPVI＋線状アブレーション [216]	はい	11
PVI＋CFAE [216]	いいえ（CFAE）	29
PVI＋線状アブレーション＋CFAE [217]	いいえ（CFAE）	40

による局所での興奮旋回であるが，まれながら非リエントリー性機序による頻拍もある [218]．マイクロリエントリーの場合，もっとも多いのは過去に焼灼または隔離した肺静脈の伝導ギャップを介した回路を旋回するタイプである [214]．

マクロリエントリーによるATは，心房内解剖学的構造周囲の興奮旋回や，AFアブレーション時に医原性に作成された部位を興奮が回旋することで発生することが多い．マクロリエントリー性ATは，①僧帽弁周囲回路，②肺静脈周囲回路，③三尖弁周囲回路の3種類が多い [214, 219]．さらに，伝導再開した肺静脈の2ヵ所以上のギャップを介して生じるATも医原性頻拍としてしばしば認められる [220]．

3.4.3
治療方針

アブレーション後比較的早期に発症することが多く，ブランキング期間（術後3ヵ月）のみの発生もまれではない．そのため一般的な初期対処は保存的加療となる．まず頻拍に起因する症状の緩和のため心室レートコントロールで経過を観察し，ATが

消失しなければ抗不整脈薬治療または電気的除細動を考慮する．ブランキング期間を超えても発生するATや再発性ATの場合には，再アブレーションを考慮する．

3.5
AFアブレーション周術期の抗凝固療法 (表54)

表54　AFアブレーション周術期の抗凝固療法の推奨とエビデンスレベル FU

	推奨クラス	エビデンスレベル	Minds推奨グレード	Mindsエビデンス分類
持続性AFおよび高リスク例（CHADS$_2$スコア2点以上）では，ワルファリンあるいは直接経口抗凝固薬（DOAC）を，少なくとも3週間以上使用することを考慮する	IIa	C	C1	VI
ワルファリンもしくはダビガトランによる抗凝固療法が行われている患者では，休薬なしでAFアブレーションを施行する	I	A	A	I
リバーロキサバン，アピキサバン，エドキサバンによる抗凝固療法が行われている患者では，休薬なしでAFアブレーションを施行することを考慮する	IIa	B	B	II
DOACによる抗凝固療法が行われている患者では，AFアブレーション施行前に抗凝固薬を1回もしくは2回休薬し，アブレーション施行後に再開することを考慮する	IIa	B	B	II
ヘパリンは，鼠径部穿刺後あるいは心房中隔穿刺後に至適用量をボーラス投与し，アブレーション手技中は活性化凝固時間（ACT）値を300秒以上に維持する	I	B	B	III

表54　AF アブレーション周術期の抗凝固療法の
　　　推奨とエビデンスレベル（続き）

	推奨クラス	エビデンスレベル	Minds推奨グレード	Mindsエビデンス分類
術後の抗凝固療法（ワルファリンあるいは DOAC）は，再発の有無にかかわらず，少なくとも3ヵ月間継続することを考慮する	IIa	C	C1	VI
術後3ヵ月以降の抗凝固療法（ワルファリンあるいは DOAC）に関しては，長期経過観察期間中の AF 再発を考慮し，CHADS₂ スコア2点以上の患者では継続投与することを考慮する	IIa	C	C1	VI

3.5.1
術前管理

　左房内血栓の有無を調べるため，①AFの種別（発作性/持続性），②AFの持続期間，③脳梗塞の既往，④CHADS₂スコアなどを考慮し，術前に経食道心エコー（TEE）を施行する．長期持続性AFで左房径が拡大し，CHADS₂スコアの高い症例では術前のTEE施行が推奨される．

　術前の抗凝固療法は，持続性AFおよび高リスク例（CHADS₂スコア2点以上）では3週間以上行うべきである [221, 222]．発作性AFおよび低リスク例（CHADS₂スコア0～1点）では，ワルファリンあるいはDOACを1～3週間以上使用している施設が多い．

　重度の腎機能障害などのDOAC禁忌例を除いては，AFアブレーションの周術期の抗凝固薬として，休薬，継続を問わず，ワルファリンよりもDOACの使用が推奨される．なお，ダビガトランの特異的中和薬イダルシズマブが現在販売されているが，他のDOAC（第Xa因子阻害薬）の中和薬（andexanet alfa）も開発されている [223]（わが国未承認）．

3.5.2
術後管理

　術後の抗凝固療法は少なくとも3ヵ月間の継続が推奨される[221,222]. 持続性AF例では遠隔期再発が少なくない. 血栓塞栓症リスクが高い症例では, 術後3ヵ月以降も継続することが望ましい. CHADS2スコア0点で左房の拡大のない発作性AF症例では, 3ヵ月後に中止可能である.

4.
心臓手術後心房頻拍（AT）・先天性心疾患における頻拍

4.1
心臓手術後AT

4.1.1
ATの種類

a. 右房自由壁マクロリエントリー性AT

　アブレーションは心房切開線−下大静脈, 心房切開線−上大静脈, 心房切開線−三尖弁輪のいずれかの線状焼灼を行う.

b. 僧帽弁術後マクロリエントリー性AT

　アブレーションは, 右肺静脈マクロリエントリーの場合は右肺静脈下部−僧帽弁輪が峡部であり, アブレーション標的になる. 同部位が右側左房切開線瘢痕と近接する場合には遅延伝導を呈する. 左右肺静脈間の峡部, 右肺静脈前方（心房中隔側）の右側左房切開線瘢痕も標的になりうる. 左肺静脈マクロリエントリーは左肺静脈下部−僧帽弁輪間および左右肺静脈間が峡部であり, 標的部位となる. 僧帽弁輪周囲のマクロリエントリーは肺静脈−僧帽弁輪間の峡部が焼灼される.

c. メイズ術後マクロリエントリー性頻拍[224]

　頻拍起源は右房, 左房のいずれの場合もあり, 頻拍機序はメイズ手術の切開線または弁輪付近の線状焼灼の破綻に関連したマクロリエントリー, 手術侵襲による瘢痕に生じる伝導遅延を

原因とするリエントリー，通常型AFLなどである．

d. フォンタン術後マクロリエントリー性AT

　切開線の周囲を旋回するマクロリエントリーは少なく，瘢痕組織を基盤にした遅延伝導部位を原因とするマクロリエントリー性ATが多い．したがってアブレーション部位として，遅延伝導に関連した低電位部位を焼灼する．複数のATが出現することが多く，またAT発作により血行動態の悪化を招いて頻拍中の詳細なマッピングが困難なときがある．フォンタン手術後のATは難治性で，アブレーション治療後の再発率も高い．

e. 心房スイッチ術後マクロリエントリー性頻拍

　マスタード手術，セニング手術のいずれも遠隔期には多彩な上室性頻拍が発症する．高率に認められる頻拍は房室弁輪を旋回するマクロリエントリーであり，心房スイッチ手術後の場合は治療に難渋する[225]．

　肺静脈心－体心室間の房室弁輪周囲のリエントリー回路は，通常型AFLと同様に下大静脈－房室弁輪間が峡部であり，この部位がアブレーションの標的である[226, 227]．下大静脈と房室弁輪の間には隔壁が存在する．下大静脈からのアプローチでは心房内隔壁から下大静脈までの焼灼しかできず，峡部伝導を完全遮断するためには房室弁輪から隔壁までの焼灼を追加する．この部位にはブロッケンブロー法で隔壁穿刺を行うか，経大動脈的に逆行性アプローチを行う必要がある[228]．後者は磁気によるナビゲーションシステム（Niobe™ [Stereotaxis社製]）が有用である[229]．

4.2
成人先天性心疾患

4.2.1
アブレーションの適応 (表55)

表55　成人先天性心疾患に合併する頻拍に対するアブレーションの
　　　推奨とエビデンスレベル

	推奨クラス	エビデンスレベル	Minds推奨グレード	Mindsエビデンス分類
成人先天性心疾患に合併する症候性の上室頻拍で，薬物治療が無効または副作用のため使用不能な場合	I	C	C1	V
成人先天性心疾患に合併する症候性のVTで，薬物治療が無効または副作用のため使用不能な場合	IIa	C	C1	V

小児先天性心疾患に合併する頻拍に対するカテーテルアブレーションの推奨とエビデンスレベルについては「第2章6.3 先天性心疾患をともなう小児のアブレーション」の項を参照.

a. 心房中隔欠損

　成人先天性心疾患の中でもっとも頻度が高いが，AT，通常型AFL，AFを合併しやすく，アブレーションを実施する機会は多い[230]．術前で手術の予定がない場合には，アブレーションの適応はAT，AFL，AFのガイドラインに準拠する．手術の予定がある場合には，術前にアブレーションを行うか，術中に一期的に不整脈治療を行うか判断する．持続性および永続性AFでは，アブレーションより外科手術が優る．発作性AFはアブレーション成績が良好である．

b. ファロー四徴症

　成人期に至る症例の多くはすでに心内修復術を受けている．右房切開線や上下大静脈への導管瘢痕などが不整脈基質にな

り，上室性・心室性の頻脈性不整脈が発症する[141, 231-233]．上室性不整脈に対する対処は心房中隔欠損と同様である．薬物治療抵抗性で ICD 作動が頻回の場合にはアブレーションが行われる．

c. エプスタイン病

三尖弁の一部が右室内に偏位し，典型例は中隔帯まで達する．右心室の一部が右房腔になり（右房化右室），菲薄化することがある．右房化右室と右房の間には電気的伝導特性のある筋性結合が生じやすく，WPW 症候群が発症する．副伝導路は複数副伝導路，幅広い副伝導路，遅い伝導路であることが多く，AF 発作時の wide QRS 頻拍や副伝導路を順伝導する wide QRS 房室リエントリー頻拍もまれではない．このような頻拍にはアブレーションが推奨される．

d. フォンタン手術

フォンタン手術は心室をスキップして静脈血を肺循環させるため，一般的に体静脈圧が上昇する．右心耳肺動脈吻合術（APC）では右房圧も上昇し，著しい右房拡大を招いて不整脈基質を形成する[234]．

フォンタン手術後は上室性頻拍でも著しい血圧低下やショック状態を招くことがある．アブレーション成績は一般的に不良である．

e. 心房スイッチ手術

解剖学的右室が体心室の場合には，三尖弁逆流や左心不全などにより心拡大が進行し，VT，VF や AF の合併率が上昇する．一般的にアブレーションは困難である．

5.
心室不整脈

5.1
持続性VT

5.1.1
アブレーションの適応（表56）

表56　単形性持続性 VT に対するアブレーションの
推奨とエビデンスレベル

	推奨クラス	エビデンスレベル	Minds推奨グレード	Mindsエビデンス分類
症状を有する特発性持続性 VTで，薬物治療が有効または未使用でも，患者が薬物治療よりもカテーテルアブレーション治療を希望する場合	I	B	B	III
無症状あるいは症状が軽微な特発性持続性 VTで，薬物治療が有効または未使用でも，患者が薬物治療よりもカテーテルアブレーション治療を希望する場合	IIa	B	B	IVb
器質的心疾患をともなうインセサント型単形性 VTあるいは電気的ストームで，薬物治療が無効または副作用のため使用不能な場合	I	C	C1	IVb
症状を有する虚血性心疾患にともなう単形性持続性VTで，薬物治療が無効または副作用のため使用不能な場合	I	B	A	II
虚血性心疾患にともなう単形性持続性 VTで，ICDの植込み後に抗頻拍治療が頻回に作動する場合	I	B	A	II

**表56 単形性持続性 VT に対するアブレーションの
推奨とエビデンスレベル（続き）**

	推奨クラス	エビデンスレベル	Minds推奨グレード	Mindsエビデンス分類
虚血性心疾患にともなう単形性持続性 VTで, ICDの初回植込み術周術期	IIa	B	B	II
アミオダロン内服中の虚血性心疾患における単形性持続性 VTの再発	I	B	A	II
非虚血性心筋症にともなう単形性持続性 VTで, 薬物治療が無効または副作用のため使用不能な場合	IIa	B	B	IVa
脚間・脚枝間リエントリー性頻拍	I	C	A	V

　器質的心疾患を有さない特発性VTに対するアブレーションの成績はほぼ安定しており，とくに右室流出路起源VT[235-244]とプルキンエ組織が関与するベラパミル感受性リエントリー性VT[245-254]は急性期成功率，長期効果とも比較的高い.
　一方，器質的心疾患にともなう持続性VTに対しては，ICDが突然死予防のためのもっとも確実な治療である[56,61,62,255].

5.1.2
アブレーション手技

a. アブレーション部位の決定法

i) 興奮伝播マッピング

　QRS波形が安定した単形性VTで，頻拍中の血行動態も安定している症例でのみ施行可能である．VTの機序が異所性自動能あるいはマイクロリエントリーの場合には，心室内の最早期興奮部位が至適アブレーション部位となる．

　器質的心疾患を有する持続性VT，とくに心内膜側に瘢痕組織を有するVTの機序はマクロリエントリーであることが多く，興奮伝播マッピングは重要である[256]（**図11**）．

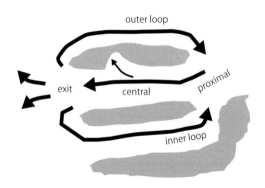

図11　瘢痕関連マクロリエントリー性VT回路の模式図

瘢痕に挟まれた伝導遅延部位がVT回路内の峡部（isthmus）となる．頻拍回路峡部から健常心筋へ伝播する部分がexitで，体表面心電図QRS onsetの時相と一致する．反対に健常心筋から頻拍回路内に入る部分をentranceとよぶ．健常心筋に存在する峡部以外の回路をouter loopとよぶが，さらにその外側に瘢痕が存在するとinner loopとなる．

（Stevenson WG, et al. 1997[256]）を参考に作図）

ii) エントレインメントマッピング

リエントリー回路を同定し、回路上の電位とバイスタンダー電位を鑑別し、さらに同部位が非興奮部位に挟まれた部分（峡部）の遅伝導路であるか否かを評価できる手法である[256-264]（**図12**、詳細は2018年改訂版 p.99図26参照）. VT中に周期よりも10〜30 ms短い周期で頻回刺激（エントレインメント）を行い、刺激中のQRS波形と刺激直後の復元周期を観察する.

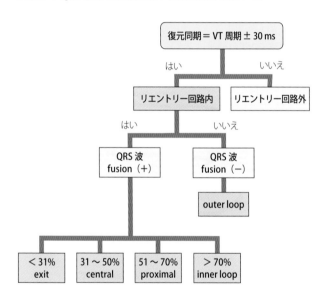

図12　エントレインマッピングのフローチャート
（Stevenson WG, et al. 1997[256]）を参考に作図)

iii) ペースマッピング

洞調律中にアブレーションカテーテルからVTとほぼ同じ刺激周期でペーシングを行い，そのQRS波形とVT波形を比較する方法である．

iv) 基質マッピング

器質的心疾患にともなうVTにおいて，洞調律時に不整脈基質を同定する手法である[264-273]．とくに単形性VTが誘発できない場合やVT中の血行動態が不安定な場合，アブレーション施行部位の決定手段となりうる．洞調律時あるいは頻拍中の心内電位を記録し，「低電位領域内の比較的高電位部分」として描出される頻拍回路峡部を同定する．洞調律時にQRS波後方に瘢痕間に残された変性した心筋部分の緩徐伝導特性を示す遅延電位あるいは孤立性遅延電位が記録されることがある[256-265, 267-293]．この孤立性遅延電位をすべて消失させることが，頻拍の再発抑制につながる[267, 275, 294, 295]．同様の不整脈基質に対するアブレーション手法として scar homogenization[296]，core isolation[297]，dechanneling[298] などのさまざまな手法が報告されている（**図13**）．

VT 回路

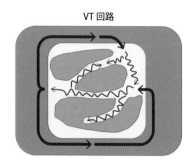

健常心筋
境界部位
瘢痕

A：scar homogenization

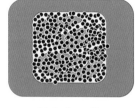

B：core isolation

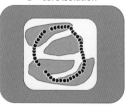

C：dechanneling

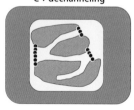

D：遅延電位または心室局所異常電位

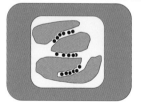

図 13　基質マッピングによるあらたなアブレーション法
A：低電位部分をすべて焼灼する方法
B：推定される VT 回路峡部を含む低電位領域を周囲から隔離する方法
C：低電位領域内のすべての峡部をその入口で遮断する方法
D：低電位領域内に認められる遅延電位のみならず，健常領域での遅延
　　電位か，QRS 波に含まれる異常電位も含んだ心室局所異常電位部位
　　を完全焼灼する方法

v）特異的なリエントリー回路を有するVT

　脚間・脚枝間リエントリー頻拍は低心機能や心室内伝導障害を有する患者に生じやすく，右脚あるいは左脚のアブレーションにより抑制できるためその診断は重要である．脚間・脚枝間リエントリー頻拍は回路に使用される脚枝とその方向性から3つのタイプに分類される（**図14**）[246, 299]．右脚あるいは左脚がアブレーション部位であり，施行後には脚ブロックや，場合によっては房室ブロックが出現する可能性もある．

　ベラパミル感受性特発性左室VTにはその波形やアブレーション成功部位によっていくつかのサブタイプが存在するが[252-254]，いずれにおいても頻拍時に拡張期電位として記録される減衰伝導をともなう異常プルキンエ電位を探すことが重要である．正常脚枝が回路の一部に含まれている確証はなく，脚ブロックや脚枝ヘミブロックを作成する必要はない[246, 250, 251]．

タイプ A

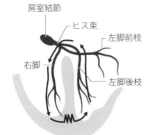

タイプ B

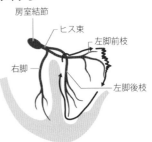

タイプ C

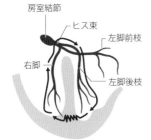

図14　脚間・脚枝間リエントリー頻拍

タイプAとタイプCが古典的な脚間リエントリーであり，それぞれの旋回方向は逆回転になっている．タイプBは脚枝間リエントリーで，順行路は左脚前枝あるいは左脚後枝で，逆行路はもう一方の左脚脚枝である．この場合，右脚ブロックを作成しても頻拍は停止しない．

（Nogami A. 2011[246]を参考に作図）

5.2
多形性 VT・VF

5.2.1
アブレーションの適応 (表57)

表57　多形性 VT・VF に対するアブレーションの推奨とエビデンスレベル

	推奨クラス	エビデンスレベル	Minds推奨グレード	Mindsエビデンス分類
右室流出路あるいは末梢プルキンエ線維起源の PVC を契機とする反復性の特発性多形性 VT あるいは特発性 VF において，薬物治療が無効または副作用のため使用不能な場合	I	B	B	V
末梢プルキンエ線維起源の PVC を契機とする反復性の虚血性多形性 VT あるいは VF において，心筋虚血改善治療に反応せず，薬物治療が無効または副作用のため使用不能な場合	IIa	B	B	V
ブルガダ症候群において，VF 発作が頻回で，薬物治療が無効または副作用のため使用不能な場合	IIb	C	C1	V
心筋炎，アミロイドーシス，弁膜症，非虚血性心筋症，QT延長症候群，早期再分極症候群，カテコラミン誘発性多形性 VT を基礎疾患とし，右室流出路あるいは末梢プルキンエ線維起源の PVC を契機とする反復性の多形性 VT あるいは VF において，薬物治療が無効または副作用のため使用不能な場合	IIb	C	C1	V

5.2.2

VT・VF に対する胸部交感神経遮断術 (表58)

表58 VT・VF に対する胸部交感神経遮断術の
推奨とエビデンスレベル

	推奨クラス	エビデンスレベル	Minds推奨グレード	Mindsエビデンス分類
ICDショックの頻回作動を有するQT延長症候群で，β遮断薬および抗不整脈薬が無効または使用不能な場合，左心臓交感神経節切除が推奨される（保険適用外）	IIa	C	C1	IVa
再発性の持続性多型性VTあるいは失神を有するCPVTで，十分量のβ遮断薬が無効あるいは使用不能な場合，左心臓交感神経節切除が推奨される（保険適用外）	IIa	C	C1	IVa
VTあるいはVFのストーム状態で，β遮断薬，抗不整脈薬，カテーテルアブレーションが無効または使用不能な場合，心臓交感神経節切除あるいは胸部硬膜外麻酔が推奨される（保険適用外）	IIa	C	C1	IVa

5.3
PVC・NSVT

5.3.1
アブレーションの適応 （表59）

表59　PVC・NSVT に対するアブレーションの推奨とエビデンスレベル

	推奨クラス	エビデンスレベル	Minds推奨グレード	Mindsエビデンス分類
反復する特発性多形性 VTや特発性 VFの契機になっている PVCで，薬物治療が無効または副作用のため使用不能な場合	I	B	B	V
症状や心機能低下の原因と考えられる頻発性 PVC（1日総心拍数の約10％以上）で，薬物治療が無効または副作用のため使用不能な場合，あるいは患者が薬物治療を希望しない場合	I	B	A	I
症状を有する特発性右室あるいは左室流出路起源の PVCで，薬物治療が無効または副作用のため使用不能な場合，あるいは患者が薬物治療を希望しない場合	IIa	B	C1	III
PVC，NSVTが原因で心臓再同期療法のペーシング率が低下して十分な効果が得られず，薬物治療が無効または副作用のため使用不能な場合	IIa	B	B	IVa
NSVTに対して ICD治療が頻回に作動し，薬物治療が無効または副作用のため使用不能な場合	I	B	A	IVa

表59 PVC・NSVT に対するアブレーションの
　　　推奨とエビデンスレベル（続き）

	推奨クラス	エビデンスレベル	Minds推奨グレード	Mindsエビデンス分類
症状を有する流出路以外の起源の特発性 PVC で，薬物治療が無効または副作用のため使用不能な場合，あるいは患者が薬物治療を希望しない場合	IIb	B	C1	IVb
無症状の右室あるいは左室流出路起源の特発性 NSVT で，薬物治療が有効または未使用でも，患者が薬物治療よりもカテーテルアブレーション治療を希望する場合	IIb	C	C1	VI
器質的心疾患にともなう頻発性 PVC で，薬物治療が有効または未使用でも，患者が薬物治療よりもカテーテルアブレーション治療を希望する場合	IIa	B	B	IVb

6.
小児に対するアブレーション

6.1
アブレーション手技

6.1.1
麻酔・鎮静（表60）[300]

表60　小児に対するカテーテルアブレーションで全身麻酔が推奨される症例や状況

12歳以下
先天性心疾患
心不全
肺高血圧
不安定な血行動態
呼吸器疾患合併
重篤な併存疾患
長時間の手技
冠動脈起始部や房室結節近傍に対する治療
経皮的心外膜アプローチ
本人・親の希望

（Philip Saul J, et al. 2016 [300]を参考に作表）

6.2
器質的心疾患をともなわない小児の
アブレーション適応（表61～63）

表61 器質的疾患をともなわない小児における房室回帰性頻拍
　　　（AVRT），AVNRT，AT に対するアブレーションの
　　　推奨とエビデンスレベル

	推奨クラス	エビデンスレベル	Minds推奨グレード	Mindsエビデンス分類
反復性または持続性の頻拍発作が確認されている患者で，薬物抵抗性もしくは副作用で服用できない場合（体重15kg未満の場合は薬物治療が第一選択）	I	C	B	IVa
体重15kg以上の反復性または持続性の頻拍発作が確認されている患者で，心機能低下をともなう場合	I	C	B	IVa
体重15kg以上の反復性または持続性の頻拍発作が確認されている患者で，家族が予防内服を希望しない場合	I	C	B	IVa
体重15kg以上の患者で，血行動態の悪化（低血圧や失神）を繰り返す場合	I	C	B	IVa
体重15kg以上の動悸症状を繰り返す患者で，副伝導路が確認できる，もしくは頻拍が誘発できる場合	IIa	C	C1	IVa
体重15kg以上の頻拍発作が確認されている患者で，電気生理検査で頻拍が誘発されず，二重房室結節伝導路のみが認められた場合	IIa	C	C1	IVa

	推奨クラス	エビデンスレベル	Minds推奨グレード	MMindsエビデンス分類
体重15 kg未満の患者で，上室頻拍による血行動態の悪化（低血圧や失神）を繰り返す場合	IIb	C	C2	IVa
体重15 kg未満の患者で，すべての薬物治療に抵抗性で不整脈基質に対するカテーテルアブレーションも無効のATに対する，房室結節アブレーション治療とペーシング療法	IIb	C	C2	IVb

表62　AVRT既往のないWPW症候群に対するアブレーションの推奨とエビデンスレベル

	推奨クラス	エビデンスレベル	Minds推奨グレード	Mindsエビデンス分類
心停止蘇生後の場合	I	C	B	IVb
高リスク群（第2章2.1.1アブレーションの適応参照）で失神の既往のある場合	I	C	B	IVb
体重15 kg以上の患者で，心臓非同期による心機能低下を認める場合．体重15 kg未満の患者で，上記かつ薬物抵抗性もしくは副作用で服用できない場合	IIa	C	C1	IVb
体重15 kg以上の患者で，本人，家族が治療を希望する場合	IIb	C	C2	IVb
束枝心室副伝導路	III	C	D	IVb

表63 小児の心室不整脈に対するアブレーションの
推奨とエビデンスレベル

	推奨クラス	エビデンスレベル	Minds推奨グレード	Mindsエビデンス分類
心機能低下をともなう反復性または持続性VTで薬物抵抗性または副作用で服用できない場合，体重15 kg以上では薬物治療の代替治療としうる	I	C	B	IVb
体重15 kg以上の患者で，有症候性で頻発するPVC	IIa	C	C1	IVb
体重15 kg以上の患者で，動悸症状や心機能低下を認める促進心室固有調律	IIb	C	C2	IVb
反復性，頻発性の多形性VTのトリガーになっているPVC，もしくは不整脈基質	IIb	B	C1	IVb
体重15 kg未満の患者で，薬物治療でコントロールされている，もしくは心機能が保たれている場合	III	C	D	IVb
体重15 kg未満の患者の促進心室固有調律	III	C	D	IVb
無症状で，心機能低下の原因になる可能性の少ない場合	III	C	D	IVb
心筋炎や薬物など可逆的な原因で発症している場合	III	C	D	IVb

6.3
先天性心疾患をともなう小児の
アブレーション（表64[301-307]）

**表64　先天性心疾患の頻脈性不整脈に対するアブレーションの
　　　　推奨とエビデンスレベル**

	クラス分類	エビデンスレベル	Minds推奨グレード	Mindsエビデンス分類
反復性または持続性の上室頻拍で，薬物抵抗性もしくは副作用で服用できない場合，体重15 kg以上の場合は薬物治療の代替治療としうる	I	C	B	IVb
反復性・有症候性の術後3ヵ月以上経過したATで，薬物抵抗性もしくは副作用で服用できない場合，体重15 kg以上の場合では薬物治療の代替治療としうる	I	C	B	IVb
体重15 kg以上の患者の，エプスタイン奇形に代表される先天性心疾患に合併する高リスク（第2章2.1.1参照）のWPW症候群	I	C	B	IVb
有症候性で血圧低下をともなう持続性単形性VTで，薬物抵抗性もしくは副作用で服用できない場合，体重15 kg以上の場合では薬物治療の代替治療としうる	IIa	C	B	IVb
体重15 kg以上の中等度以上の複雑先天性心疾患患者における反復性または持続性のAVNRTで，薬物抵抗性もしくは副作用で服用できない場合	IIa	C	B	IVb

表64 先天性心疾患の頻脈性不整脈に対するアブレーションの
推奨とエビデンスレベル（続き）

	クラス分類	エビデンスレベル	Minds推奨グレード	Mindsエビデンス分類
不整脈基質が術後に頻拍の原因になる可能性があり，手術によりアクセスが制限されうる場合	IIa	C	B	IVb
体重15 kg以上の患者で，心機能低下に関与する可能性のある頻発性単形性PVC．体重15 kg未満の場合は，薬物抵抗性もしくは副作用で服用できないものに限る	IIa	C	C1	VI
15 kg未満の患者で，血行動態の悪化をともなう上室頻拍	IIb	C	C2	IVb
すべての薬物治療に抵抗性で不整脈基質に対するカテーテルアブレーションも無効の心房頻拍に対する房室結節アブレーション治療とペーシング療法	IIb	C	C2	VI
薬物治療で管理できる先天性心疾患術後3ヵ月以内のAT，接合部異所性頻拍	III	C	D	IVb
心臓突然死のリスクのある心室不整脈でICD適応がある場合の予防的カテーテルアブレーション	III	C	C2	VI

第3章 左心耳閉鎖デバイス

1.
WATCHMAN™デバイスの適応 (表65)

表65 非弁膜症性心房細動（NVAF）に対する左心耳閉鎖術の
推奨とエビデンスレベル FU

	推奨クラス	エビデンスレベル	Minds推奨グレード	Mindsエビデンス分類
NVAF に対する血栓塞栓症の予防が必要とされ，かつ長期的な抗凝固療法の代替が検討される症例に左心耳閉鎖術を考慮してもよい	IIb	B	B	II

　左心耳閉鎖システムに関する適正使用指針[308]では，長期的な抗血栓療法が推奨され，かつ出血リスクが高い症例に対する治療として位置づけられている.

　術後急性期に抗凝固薬を用いた抗血栓療法に忍容性がある場合には，基本的に抗凝固薬を用いた抗血栓療法を考慮する.

第4章 不整脈外科手術 (表66, 67)

表66 AF に対する外科手術の推奨とエビデンスレベル

	推奨クラス	エビデンスレベル	Minds推奨グレード	Mindsエビデンス分類
AFを合併した器質的心疾患に対するAF手術				
左房切開を行う手術との同時手術	I	A	A	I
左房非切開手術との同時手術	I	B	B	III
孤立性AFに対するAF手術				
症候性孤立性AFに対するAF手術	IIa	B	B	I
カテーテルアブレーション不成功症例に対するAF手術	IIa	B	B	III
左房内血栓を合併するAFに対するAF手術	IIa	C	C1	V
左心耳の閉鎖あるいは切除術				
AF手術時の左心耳の閉鎖あるいは切除, 左房耳の処理 (切除や閉鎖など) の併施	IIa	C	C1	IVa
AFを合併しているがAF手術は施行せずに原疾患に対する心臓手術だけを施行する際の, 左心耳の閉鎖あるいは切除処理 (切除や閉鎖など) の併施	IIa	C	C1	IVa

表67 VTに対する外科手術の推奨とエビデンスレベル

	推奨クラス	エビデンスレベル	Minds推奨グレード	Mindsエビデンス分類
単形性持続性VTの頻回発作，あるいはそれにともなうICDの頻回作動があり，薬物治療やカテーテルアブレーションにても頻回発作が抑制されない場合	I	C	B	V
心筋梗塞に合併した単形性持続性VTで，心室瘤あるいは左室壁運動異常に起因する心不全や血栓塞栓症をともなう場合	IIa	C	B	V
心筋梗塞に合併した単形性持続性VT	IIb	C	C1	V
LVADの心筋装着部に起因する単形性持続性VT	IIb	C	B	IVb
心臓腫瘍に合併した単形性持続性VT	IIb	C	C1	V

第5章　非薬物治療後の就学・就労

1.
植込み型心臓電気デバイス（CIED）

1.1
CIED植込み後の就学（表68[309]）

　一般的には，NYHA心機能分類Iは就学可能，IIは通学制限，III以上は就学困難である．体育，運動，課外授業に関しては，学校生活管理指導表により管理を行う．

表68　学校生活管理指導表

指導区分：管理不要あるいは要管理（A〜E）を示す．A〜Eは次のように区分される．

A：在宅医療・入院が必要
B：登校はできるが運動は不可
C：「同年齢の平均的児童生徒にとっての」軽い運動には参加可
D：「同年齢の平均的児童生徒にとっての」中等度の運動も参加可
E：「同年齢の平均的児童生徒にとっての」強い運動も参加可

(1) 軽い運動
　同年齢の平均的児童生徒にとって，ほとんど息がはずまない程度の運動．球技では，原則として，フットワークをともなわないもの．レジスタンス運動（等尺運動）は軽い運動には含まれない．
(2) 中等度の運動
　同年齢の平均的児童生徒にとって，少し息がはずむが，息苦しくはない程度の運動．パートナーがいれば，楽に会話ができる程度の運動であり，原則として，身体の強い接触をともなわないもの．レジスタンス運動（等尺運動）は「強い運動」ほどの力を込めて行わないもの．
(3) 強い運動
　同年齢の平均的児童生徒にとって，息がはずみ息苦しさを感じるほどの運動．等尺運動の場合は，動作時に歯を食いしばったり，大きな掛け声をともなったり，動作中や動作後に顔面の紅潮，呼吸促迫をともなうほどの運動

表注：指導区分と運動クラブの可・禁を組み合わせて，たとえばD−禁（中等度の運動は可だが運動クラブ活動は禁），E−可（強い運動も運動クラブ活動も可）というような表示がなされる．　　　（日本学校保健会[309]より）

1.2
CIED植込み後の就労および自動車運転

　CIED治療患者の就労および職場復帰に際しては，就労後の健康管理や安全管理の面から自動車運転に関する制限（とくにICD患者），職場環境に起因する要因，職場側の要因，患者の社会心理的要因の4点に配慮した就労指導を行う[310]（**表69**）.

表69　ICD患者の自動車運転制限期間（日本循環器学会・日本不整脈心電学会・日本胸部外科学会による3学会合同ステートメント）

ICD新規植込み（一次予防）	7日
ICD新規植込み（二次予防）	6ヵ月
ICD適切作動	3ヵ月
ICD不適切作動	意識障害がなければ制限なし
ICD電池交換	7日
リード交換	7日

（渡邊英一, 他. 2017[310]より作表）

2.
アブレーション

アブレーション後の就学[311]（表70, 71）

表 70　右左短絡性疾患の管理指導区分

心疾患	管理指導区分の条件	管理指導区分
ファロー四徴症	無症状で，肺動脈弁逆流／三尖弁逆流が軽度以下，右室拡大が中等度以下で右室収縮能良好，右室圧が正常か軽度上昇，左室収縮能良好，運動で頻脈性不整脈が誘発されないとき	E－可
	無症状であるが，有意な肺動脈弁逆流／三尖弁逆流／右室拡大がある，または有意な右室流出路狭窄があり右室圧が上昇しているが右室／左室収縮期圧比≦50％，または頻脈性不整脈があるが薬物療法，カテーテルアブレーションで制御できているとき	D，E－禁またはE－可
	有症状で，軽度から中等度の運動耐容能低下があり，中等度以上の肺動脈弁逆流，右室拡大がある，または中等度以上の右室流出路狭窄があり右室／左室収縮期圧比≧50％（左室機能障害がある場合≧70％），または運動で増加する頻脈性不整脈があり治療により制御できていないとき	CまたはD

心疾患	管理指導区分の条件	管理指導区分
完全大血管転位症	症状がなく運動耐容能良好，遺残病変がなく左右心室機能が良好で，運動負荷試験でも頻脈性不整脈が誘発されないとき	E－可
	症状はなく，軽度の遺残病変（小さな心室中隔欠損，新大動脈弁・新肺動脈弁の軽度の狭窄/逆流，単発の期外収縮など軽症の不整脈）があるが，運動負荷試験で異常が認められないとき	E－禁またはE可
	有意な遺残病変（右室流出路狭窄≧30mmHg，有意な新大動脈弁逆流），有意な左室/右室肥大，左室/右室機能障害，頻脈性不整脈があるとき	DまたはE－禁
	中等度以上の右室流出路・肺動脈狭窄があり，右室/左室収縮期比比≧50%のとき，中等度以上の新大動脈弁逆流があるとき，運動負荷心電図で頻脈性不整脈が誘発されるか，STが低下するとき	B, C, またはD
機能的単心室（フォンタン手術後）	不整脈，心室機能，弁機能，酸素飽和度，運動耐容能を総合的に評価し，患者本人が必要に応じて休息をとれる環境を設定したうえで，通常の身体活動，体育の授業は可能な範囲で参加可とする.	B, C, DまたはE－禁，場合によりE－可（ただしマイペースで）

（日本循環器学会, 2013[311]より改変, 作表）

表71　おもな心筋症の学校生活管理指導区分

心疾患	管理指導区分の条件	管理指導区分
肥大型心筋症	無症状例	D
	胸痛や失神などの症状がある例および閉塞型の患児	BまたはC
	高リスク児	A, BまたはC
拡張型心筋症	無症状	D
	有症状	C
不整脈原性右室心筋症	運動は禁忌	C

（日本循環器学会, 2013[311]より改変, 作表）

2.2
アブレーション後の就労

　低心機能あるいは基礎心疾患を有する致死性不整脈患者では，ICD患者に準じた対応が望まれる．一方で，発作性上室性頻拍をはじめとする多くの上室性頻拍，AFアブレーションや基礎心疾患をともなわないPVC・VTのアブレーション術後においては，その後の経過観察で症状再発がなければ特別な就労規制は必要としない．

　公共交通機関の職業運転士など，不整脈発作によって重大な事故につながる可能性のある職種については，医学的見地のみでは就労の可否を判断できないことがある．産業医などの意見を加味し，個々に対応すべきである．

文献

1. Minds診療ガイドライン選定部会監修. 福井次矢, 他編. Minds診療ガイドライン作成の手引き 2007. 医学書院, 2007.
2. 日本不整脈デバイス工業会. 不整脈デバイス患者のMRI検査情報サイト. http://cieds-mri.com/jadia/public/ [2021年2月閲覧]
3. Ruff CT, et al. *Lancet* 2015; 385: 2288-2295. PMID: 25769361
4. Arnold AZ, et al. *J Am Coll Cardiol* 1992; 19: 851-855. PMID: 1545081
5. Vranckx P, et al. *Lancet* 2019; 394: 1335-1343. PMID: 31492505
6. Dewilde WJ, et al. WOEST study investigators. *Lancet* 2013; 381: 1107-1115. PMID: 23415013
7. Lamberts M, et al. *Circulation* 2014; 129: 1577-1585. PMID: 24470482
8. Yasuda S, et al. AFIRE Investigators. *N Engl J Med* 2019; 381: 1103-1113. PMID: 31475793
9. Fiedler KA, et al. *J Am Coll Cardiol* 2015; 65: 1619-1629. PMID: 25908066
10. Piccini JP, et al. *N Engl J Med* 2017; 377: 1580-1582. PMID: 29045197
11. Mandel WJ, et al. *Circulation* 1972; 46: 761-769. PMID: 5072776
12. Jordan JL, et al. *Circulation* 1978; 57: 217-223. PMID: 618607
13. Kasanuki H. *Jpn Circ J* 1980; 44: 505-517. PMID: 7401277
14. 八木洋, 他. 心電図 1996; 16: 360-368.
15. Narula OS, et al. *Circulation* 1970; 41: 437-448. PMID: 5415981
16. 遠藤康弘, 他. 呼と循 1986; 34: 43-49.
17. 中里祐二, 他. 心臓ペーシング 1987; 3: 355-363.
18. Moya A, et al. *Eur Heart J* 2011; 32: 1535-1541. PMID: 21444367
19. Shen WK, et al. *Circulation* 2017; 136: e25-e59. PMID: 28280231
20. Iesaka Y, et al. *Am J Cardiol* 1990; 65: 1057-1063. PMID: 2330890
21. Miyajima S, et al. *Jpn Heart J* 1989; 30: 241-249. PMID: 2724542
22. Iesaka Y, et al. *Heart Vessels Suppl* 1990; 5: 65-69. PMID: 2093717
23. Takahashi M, et al. *Jpn Heart J* 1994; 35: 141-151. PMID: 8022059
24. 戸叶隆司, 他. 心電図 1996; 16: 1-14.
25. Sumiyoshi M, et al. *Jpn Circ J* 1995; 59: 284-291. PMID: 7596033
26. Nakazato Y, et al. *Pacing Clin Electrophysiol* 1994; 17: 1124-1133. PMID: 7521038
27. Glikson M, et al. *Am J Cardiol* 1997; 80: 1309-1313. PMID: 9388104
28. Langberg JJ, et al. *Circulation* 1989; 80: 1527-1535. PMID: 2598419
29. Epstein AE, et al. *J Am Coll Cardiol* 2013; 61: e6-75. PMID: 23265327
30. Strasberg B, et al. *Circulation* 1981; 63: 1043-1049. PMID: 7471363
31. Ector H, et al. *Pacing Clin Electrophysiol* 1983; 6: 548-551. PMID: 6191291
32. Fukatani M, et al. *Jpn Circ J* 1978; 42: 257-268. PMID: 642193
33. Yanaga T, et al. *Jpn Circ J* 1981; 45: 366-375. PMID: 6162974
34. 住吉正孝. 順天堂医学 1988; 34: 344-356.
35. 戸叶隆司, 他. 心臓 1997; 29: 193-204.
36. 中田八洲郎. 心電図 1982; 2 (別冊: 第1回合同学術集会抄録集): 111-113.
37. Levine S, et al. *Circulation* 1956; 13: 801-824. PMID: 13356435

38. McAnulty JH, et al. *N Engl J Med* 1982; 307: 137-143. PMID: 7088050
39. Scheinman MM, et al. *Am J Cardiol* 1982; 50: 1316-1322. PMID: 7148708
40. Dhingra RC, et al. *Circulation* 1979; 60: 1455-1464. PMID: 498473
41. Krittayaphong R, et al. *Am Heart J* 2002; 144: e10. PMID: 12486439
42. Spector P, et al. *Am J Cardiol* 2009; 104: 671-677. PMID: 19699343
43. Lau DH, et al. *Circulation* 2017; 136: 583-596. PMID: 28784826
44. Hart RG, et al. Cryptogenic Stroke/ESUS International Working Group. *Lancet Neurol* 2014; 13: 429-438. PMID: 24646875
45. 日本脳卒中学会 脳卒中医療向上・社会保険委員会 潜因性脳梗塞患者診断手引き作成部会. 植込み型心電図記録計の適応となり得る潜因性脳梗塞患者の診断の手引き（2016年5月）. http://www.jsts.gr.jp/img/tebiki_noukousoku.pdf
46. Kirchhof P, et al. *Eur Heart J* 2016; 37: 2893-2962. PMID: 27567408
47. 日本循環器学会. 心房細動治療（薬物）ガイドライン（2013年改訂版）. http://www.j-circ.or.jp/guideline/pdf/JCS2013_inoue_h.pdf
48. Gage BF, et al. *JAMA* 2001; 285: 2864-2870. PMID: 11401607
49. Camm AJ, et al. *Eur Heart J* 2012; 33: 2719-2747. PMID: 22922413
50. Lip GY, et al. *Chest* 2010; 137: 263-272. PMID: 19762550
51. Kuck KH, et al. VTACH study group. *Lancet* 2010; 375: 31-40. PMID: 20109864
52. Carbucicchio C, et al. *Circulation* 2008; 117: 462-469. PMID: 18172038
53. Volpi A, et al. *Am J Cardiol* 1998; 82: 265-271. PMID: 9708651
54. Meisel SR, et al. *Am J Cardiol* 2002; 89: 1114-1116. PMID: 11988204
55. Sasaki S, et al. *Circ J* 2014; 78: 2987-2989. PMID: 25366562
56. Antiarrhythmics versus Implantable Defibrillators (AVID) Investigators. *N Engl J Med* 1997; 337: 1576-1583. PMID: 9411221
57. Kuck KH, et al. *Circulation* 2000; 102: 748-754. PMID: 10942742
58. Connolly SJ, et al. *Circulation* 2000; 101: 1297-1302. PMID: 10725290
59. Sasaki S, et al. *J Cardiol* 2017; 69: 359-363. PMID: 27595899
60. Sacher F, et al. *J Am Coll Cardiol* 2010; 55: 2366-2372. PMID: 20488308
61. Moss AJ, et al. *N Engl J Med* 1996; 335: 1933-1940. PMID: 8960472
62. Moss AJ, et al. Multicenter Automatic Defibrillator Implantation Trial II Investigators. *N Engl J Med* 2002; 346: 877-883. PMID: 11907286
63. Goldenberg I, et al. Executive Committee of the Multicenter Automatic Defibrillator Implantation Trial II. *Circulation* 2010; 122: 1265-1271. PMID: 20837894
64. Bardy GH, et al. Sudden Cardiac Death in Heart Failure Trial (SCD-HeFT) Investigators. *N Engl J Med* 2005; 352: 225-237. PMID: 15659722
65. Shiga T, et al. Heart Institute of Japan Acute Myocardial Infarction-II (HI-JAMI-II) Investigators. *Heart* 2009; 95: 216-220. PMID: 18728065
66. Tanno K, et al. *Circ J* 2005; 69: 19-22. PMID: 15635196
67. Satake H, et al. CHART-2 Investigators. *Circ J* 2015; 79: 381-390. PMID: 25476195
68. 日本不整脈心電学会. 着用型自動除細動器（WCD）の臨床使用に関するステートメント（2015年4月改訂）. http://new.jhrs.or.jp/pdf/guideline/statement201505_01.pdf［2021年2月閲覧］
69. Opreanu M, et al. *J Heart Lung Transplant* 2015; 34: 1305-1309. PMID: 26094085

70. Zishiri ET, et al. *Circ Arrhythm Electrophysiol* 2013; 6: 117-128. PMID: 23275233
71. Chung MK, et al. *J Am Coll Cardiol* 2010; 56: 194-203. PMID: 20620738
72. Brignole M, et al. *Eur Heart J* 2018; 39: 1883-1948. PMID: 29562304
73. Cecchi F, et al. *Am Heart J* 2005; 150: 947-954. PMID: 16290970
74. Maron BJ, et al. *Circulation* 2000; 102: 858-864. PMID: 10952953
75. Elliott PM, et al. *Heart* 2006; 92: 785-791. PMID: 16216855
76. Maron BJ, et al. *JAMA* 2007; 298: 405-412. PMID: 17652294
77. Cecchi F, et al. *J Am Coll Cardiol* 1989; 13: 1283-1288. PMID: 2703610
78. Elliott PM, et al. *J Am Coll Cardiol* 1999; 33: 1596-1601. PMID: 10334430
79. Maron BJ, et al. *Heart Rhythm* 2009; 6: 993-997. PMID: 19497790
80. O'Mahony C, et al. *Heart* 2012; 98: 116-125. PMID: 21757459
81. Syska P, et al. *J Cardiovasc Electrophysiol* 2010; 21: 883-889. PMID: 20132378
82. Elliott PM, et al. *Eur Heart J* 2014; 35: 2733-2779. PMID: 25173338
83. Gersh BJ, et al. *J Am Coll Cardiol* 2011; 58: e212-e260. PMID: 22075469
84. Maron BJ. *Circulation* 2010; 121: 445-456. PMID: 20100987
85. O'Mahony C, et al. Hypertrophic Cardiomyopathy Outcomes Investigators. *Eur Heart J* 2014; 35: 2010-2020. PMID: 24126876
86. Behr ER, et al. *Card Electrophysiol Rev* 2002; 6: 482-486. PMID: 12438832
87. Jacoby D, et al. *Eur Heart J* 2012; 33: 296-304. PMID: 21810862
88. Thiene G, et al. *N Engl J Med* 1988; 318: 129-133. PMID: 3336399
89. Corrado D, et al. *Am J Med* 1990; 89: 588-596. PMID: 2239978
90. 日本循環器学会. 遺伝性不整脈の診療に関するガイドライン（2017年改訂版）. http://www.j-circ.or.jp/guideline/pdf/JCS2017_aonuma_h.pdf
91. Brugada J, et al. *J Electrocardiol* 2000; 33 Suppl: 41-47. PMID: 11265735
92. Nademanee K, et al. *Circulation* 2003; 107: 2221-2226. PMID: 12695290
93. Schwartz PJ, et al. *Circulation* 2011; 124: 2181-2184. PMID: 22083145
93a. Rijnbeek PR, et al. *Eur Heart J* 2001; 22: 702–711. PMID: 11286528
94. Schwartz PJ, et al. *Circ Arrhythm Electrophysiol* 2012; 5: 868-877. PMID: 22895603
95. Priori SG, et al. *Heart Rhythm* 2013; 10: 1932-1963. PMID: 24011539
96. Jons C, et al. *J Am Coll Cardiol* 2010; 55: 783-788. PMID: 20170817
97. Zareba W, et al. *N Engl J Med* 1998; 339: 960-965. PMID: 9753711
98. Schwartz PJ, et al. *Circulation* 2004; 109: 1826-1833. PMID: 15051644
99. van der Werf C, et al. *Europace* 2012; 14: 175-183. PMID: 21893508
100. van der Werf C, et al. *Circ Arrhythm Electrophysiol* 2012; 5: 748-756. PMID: 22787013
101. Watanabe H, et al. *Nat Med* 2009; 15: 380-383. PMID: 19330009
102. Wilde AA, et al. *N Engl J Med* 2008; 358: 2024-2029. PMID: 18463378
103. Russo AM, et al. *J Am Coll Cardiol* 2013; 61: 1318-1368. PMID: 23453819
104. Roses-Noguer F, et al. *Heart Rhythm* 2014; 11: 58-66. PMID: 24120999
105. Priori SG, et al. *Eur Heart J* 2015; 36: 2793-2867. PMID: 26320108
106. Knecht S, et al. *J Am Coll Cardiol* 2009; 54: 522-528. PMID: 19643313
106a. Yancy CW, et al. *J Am Coll Cardiol* 2013; 62: e147–e239. PMID: 23747642
106b. Ezekowitz JA, et al. *Can J Cardiol* 2017; 33: 1342–1433. PMID: 29111106

107. Ponikowski P, et al. *Eur Heart J* 2016; 37: 2129-2200. PMID: 27206819
108. Mullens W, et al. *Am J Cardiol* 2011; 108: 409-415. PMID: 21550578
109. Buxton AE, et al. *N Engl J Med* 2000; 342: 1937-1945. PMID: 10874061
110. Bristow MR, et al. Comparison of Medical Therapy, Pacing, and Defibrillation in Heart Failure (COMPANION) Investigators. *N Engl J Med* 2004; 350: 2140-2150. PMID: 15152059
111. Auricchio A, et al. Multicenter Longitudinal Observational Study (MILOS) Group. *Am J Cardiol* 2007; 99: 232-238. PMID: 17223424
112. Salukhe TV, et al. *Int J Cardiol* 2003; 87: 119-120. PMID: 12559527
113. Alonso C, et al. *Heart* 2001; 86: 405-410. PMID: 11559679
114. Dekker AL, et al. *J Thorac Cardiovasc Surg* 2004; 127: 1641-1647. PMID: 15173718
115. Wilkoff BL, et al. Heart Rhythm Society. *Heart Rhythm* 2009; 6: 1085-1104. PMID: 19560098
116. Kusumoto FM, et al. *Heart Rhythm* 2017; 14: e503-e551. PMID: 28919379
117. 日本循環器学会. 感染性心内膜炎の予防と治療に関するガイドライン (2017年改訂版). http://www.j-circ.or.jp/guideline/pdf/JCS2017_nakatani_h.pdf
118. Levine GN, et al. *Circulation* 2007; 116: 2878-2891. PMID: 18025533
119. Nazarian S, et al. *N Engl J Med* 2017; 377: 2555-2564. PMID: 29281579
120. Russo RJ, et al. *N Engl J Med* 2017; 376: 755-764. PMID: 28225684
121. Goto S, et al. ARISTOTLE Investigators. *Am Heart J* 2014; 168: 303-309. PMID: 25173541
122. Kay R, et al. *Am Heart J* 1982; 103: 338-342. PMID: 6461235
123. Beder SD, et al. *Am J Cardiol* 1983; 51: 1133-1136. PMID: 6837459
124. Pinsky WW, et al. *Pediatrics* 1982; 69: 728-733. PMID: 7079038
125. Jaeggi ET, et al. *J Am Coll Cardiol* 2002; 39: 130-137. PMID: 11755298
126. Kurita T, et al. *Am J Cardiol* 1992; 69: 628-633. PMID: 1536113
127. Suzuki T, et al. *Circ J* 2014; 78: 1710-1716. PMID: 24758765
128. Kozak LJ, et al. *Vital Health Stat 13* 2005; 1-199. PMID: 15853196
129. Khairy P, et al. Epicardial Versus ENdocardial pacing and Thromboembolic events Investigators. *Circulation* 2006; 113: 2391-2397. PMID: 16702467
130. Silka MJ, et al. *Circulation* 1993; 87: 800-807. PMID: 8443901
131. Hamilton RM, et al. *Am J Cardiol* 1996; 77: 524-526. PMID: 8629596
132. Alexander ME, et al. *J Cardiovasc Electrophysiol* 2004; 15: 72-76. PMID: 15028076
133. Choi GR, et al. *Pediatr Clin North Am* 2004; 51: 1289-1303. PMID: 15331285
134. Koyak Z, et al. *Circ Arrhythm Electrophysiol* 2012; 5: 101-110. PMID: 22095638
135. Khairy P, et al. *Circulation* 2008; 117: 363-370. PMID: 18172030
136. Khairy P, et al. *Circulation* 2004; 109: 1994-2000. PMID: 15051640
137. Gatzoulis MA, et al. *Circulation* 1995; 92: 231-237. PMID: 7600655
138. Gatzoulis MA, et al. *Lancet* 2000; 356: 975-981. PMID: 11041398
139. Babu-Narayan SV, et al. *Circulation* 2006; 113: 405-413. PMID: 16432072
140. Valente AM, et al. *Heart* 2014; 100: 247-253. PMID: 24179163

141. Khairy P, et al. Alliance for Adult Research in Congenital Cardiology (AARCC). *Circulation* 2010; 122: 868-875. PMID: 20713900
142. Karamlou T, et al. *Ann Thorac Surg* 2006; 81: 1786-1793. PMID: 16631673
143. Khairy P, et al. *Circ Arrhythm Electrophysiol* 2008; 1: 250-257. PMID: 19808416
144. Mushlin AI, et al. *Circulation* 1998; 97: 2129-2135. PMID: 9626173
145. Kammeraad JA, et al. *J Am Coll Cardiol* 2004; 44: 1095-1102. PMID: 15337224
146. Triedman JK. *Circ Arrhythm Electrophysiol* 2008; 1: 307-316. PMID: 19808423
147. Graham TP, et al. *J Am Coll Cardiol* 2000; 36: 255-261. PMID: 10898443
148. Cheezum MK, et al. *J Am Coll Cardiol* 2017; 69: 1592-1608. PMID: 28335843
149. Brothers JA, et al. *J Am Coll Cardiol* 2007; 50: 2078-2082. PMID: 18021877
150. Afari ME, et al. *Tex Heart Inst J* 2015; 42: 548-551. PMID: 26664308
151. Nagashima K, et al. *Eur Heart J Cardiovasc Imaging* 2020; 21: 222-230. PMID: 31185091
152. Abraham WT, et al. MIRACLE Study Group. *N Engl J Med* 2002; 346: 1845-1853. PMID: 12063368
153. Cleland JG, et al. Cardiac Resynchronization-Heart Failure (CARE-HF) Study Investigators. *N Engl J Med* 2005; 352: 1539-1549. PMID: 15753115
154. Tsujii N, et al. *Circ J* 2016; 80: 1251-1258. PMID: 27008922
155. Janoušek J, et al. Working Group for Cardiac Dysrhythmias and Electrophysiology of the Association for European Pediatric Cardiology. *Circulation* 2013; 127: 613-623. PMID: 23275383
156. van Geldorp IE, et al. *Heart Fail Rev* 2011; 16: 305-314. PMID: 21107685
157. Janoušek J, et al. Working Group for Cardiac Dysrhythmias and Electrophysiology of the Association for European Paediatric Cardiology. *Heart* 2009; 95: 1165-1171. PMID: 19307198
158. Dubin AM, et al. *J Am Coll Cardiol* 2005; 46: 2277-2283. PMID: 16360058
159. Khairy P, et al. *Int J Cardiol* 2006; 109: 160-168. PMID: 16095734
160. Cecchin F, et al. *J Cardiovasc Electrophysiol* 2009; 20: 58-65. PMID: 18775051
161. Jauvert G, et al. *Europace* 2009; 11: 184-190. PMID: 19038975
162. Janoušek J, et al. *J Am Coll Cardiol* 2004; 44: 1927-1931. PMID: 15519030
163. Miyazaki A, et al. *Heart Vessels* 2017; 32: 234-239. PMID: 27385023
164. Miyazaki A, et al. *Europace* 2016; 18: 100-112. PMID: 25745073
165. Thambo JB, et al. *Int J Cardiol* 2013; 163: 170-174. PMID: 21807429
166. Dubin AM, et al. *Circulation* 2003; 107: 2287-2289. PMID: 12732607
167. Kubuš P, et al. *Circulation* 2014; 130: e186-e190. PMID: 25421048
168. Janoušek J, et al. *Circ Cardiovasc Imaging* 2017; 10: PMID: 28877886
169. Vojtovic P, et al. *Europace* 2018; 20: 323-328. PMID: 28371908
170. van Geldorp IE, et al. *Heart Rhythm* 2013; 10: 676-682. PMID: 23333718

171. Thambo JB, et al. *Circulation* 2004; 110: 3766-3772. PMID: 15583083
172. Gebauer RA, et al. *Europace* 2009; 11: 1654-1659. PMID: 19897500
173. Tomaske M, et al. *Int J Cardiol* 2009; 136: 136-143. PMID: 18620766
174. Janoušek J, et al. *Am J Cardiol* 2001; 88: 145-152. PMID: 11448411
175. Murakawa Y, et al. *J Arrhythm* 2012; 28: 122-126.
176. Calkins H, et al. *Heart Rhythm* 2017; 14: e275-e444. PMID: 28506916
177. Deshmukh A, et al. *Circulation* 2013; 128: 2104-2112. PMID: 24061087
178. Cappato R, et al. *J Am Coll Cardiol* 2009; 53: 1798-1803. PMID: 19422987
179. Khan MY, et al. *Am J Case Rep* 2016; 17: 814-818. PMID: 27803496
180. Brugada J, et al. *Pacing Clin Electrophysiol* 1998; 21: 735-741. PMID: 9584305
181. Tai CT, et al. *Chest* 1996; 109: 730-740. PMID: 8617084
182. Morady F. *Pacing Clin Electrophysiol* 2004; 27: 125-142. PMID: 14720171
183. Naccarelli GV, et al. *J Cardiovasc Electrophysiol* 1995; 6: 951-961. PMID: 8548116
184. Reithmann C, et al. *J Cardiovasc Electrophysiol* 2006; 17: 973-979. PMID: 16800857
185. Da Costa A, et al. *Eur Heart J* 2006; 27: 1833-1840. PMID: 16807277
186. Nakagawa H, et al. *Circulation* 1996; 94: 407-424. PMID: 8759083
187. Goya M, et al. *Jpn Circ J* 1999; 63: 177-183. PMID: 10201618
188. Iesaka Y, et al. *J Cardiovasc Electrophysiol* 1997; 8: 854-864. PMID: 9261711
189. Ouyang F, et al. *J Am Coll Cardiol* 2006; 48: 122-131. PMID: 16814658
190. Yamabe H, et al. *Heart Rhythm* 2012; 9: 1475-1483. PMID: 22583842
191. Chen SA, et al. *J Cardiovasc Electrophysiol* 1998; 9: 355-365. PMID: 9581952
192. Chen SA, et al. *Circulation* 1994; 90: 1262-1278. PMID: 8087935
193. Kistler PM, et al. *J Am Coll Cardiol* 2006; 48: 1010-1017. PMID: 16949495
194. Suenari K, et al. *Pacing Clin Electrophysiol* 2010; 33: e100-e101. PMID: 20345627
195. Medi C, et al. *J Am Coll Cardiol* 2009; 53: 1791-1797. PMID: 19422986
196. Tang CW, et al. *J Am Coll Cardiol* 1995; 26: 1315-1324. PMID: 7594049
197. Wang RX, et al. *Heart Rhythm* 2013; 10: 696-701. PMID: 23333719
198. Duff HJ, et al. *J Cardiovasc Electrophysiol* 2003; 14: 1163-1170. PMID: 14678128
199. Brignole M, et al. ESC Committee for Practice Guidelines (CPG). *Eur Heart J* 2013; 34: 2281-2329. PMID: 23801822
200. Chatterjee NA, et al. *Eur J Heart Fail* 2012; 14: 661-667. PMID: 22436544
201. Niwano S, et al. *Circ J* 2009; 73: 1210-1218. PMID: 19436116
202. Maggioni AP, et al. Val-HeFT Investigators. *Am Heart J* 2005; 149: 548-557. PMID: 15864246
203. Vermes E, et al. *Circulation* 2003; 107: 2926-2931. PMID: 12771010
204. Healey JS, et al. *J Am Coll Cardiol* 2005; 45: 1832-1839. PMID: 15936615
205. Kotecha D, et al. Beta-Blockers in Heart Failure Collaborative Group.

Lancet 2014; 384: 2235-2243. PMID: 25193873
206. Pappone C, et al. *Heart Rhythm* 2008; 5: 1501-1507. PMID: 18842464
207. Pathak RK, et al. *J Am Coll Cardiol* 2014; 64: 2222-2231. PMID: 25456757
208. Mohanty S, et al. *J Am Coll Cardiol* 2012; 59: 1295-1301. PMID: 22464257
209. Kuck KH, et al. FIRE AND ICE Investigators. *N Engl J Med* 2016; 374: 2235-2245. PMID: 27042964
210. Oral H, et al. *Circulation* 2002; 105: 1077-1081. PMID: 11877358
211. Gerstenfeld EP, et al. *Circulation* 2004; 110: 1351-1357. PMID: 15353501
212. Chugh A, et al. *Heart Rhythm* 2005; 2: 464-471. PMID: 15840468
213. Chang SL, et al. *J Cardiovasc Electrophysiol* 2011; 22: 748-755. PMID: 21235680
214. Deisenhofer I, et al. *Europace* 2006; 8: 573-582. PMID: 16864612
215. Karch MR, et al. *Circulation* 2005; 111: 2875-2880. PMID: 15927974
216. Estner HL, et al. *Pacing Clin Electrophysiol* 2011; 34: 939-948. PMID: 21501179
217. Rostock T, et al. *Circ Arrhythm Electrophysiol* 2010; 3: 160-169. PMID: 20133933
218. Gerstenfeld EP, et al. *Heart Rhythm* 2005; 2: 1195-1202. PMID: 16253909
219. Chae S, et al. *J Am Coll Cardiol* 2007; 50: 1781-1787. PMID: 17964043
220. Satomi K, et al. *Heart Rhythm* 2008; 5: 43-51. PMID: 18055269
221. Calkins H, et al. *Europace* 2018; 20: e1-e160. PMID: 29016840
222. 日本循環器学会. カテーテルアブレーションの適応と手技に関するガイドライン. http://www.j-circ.or.jp/guideline/pdf/JCS2012_okumura_h.pdf
223. 日本循環器学会, 他. 2020年改訂版不整脈薬物治療ガイドライン. https://www.j-circ.or.jp/cms/wp-content/uploads/2020/01/JCS2020_Ono.pdf
224. McElderry HT, et al. *Circulation* 2008; 117: 155-162. PMID: 18158363
225. Zivić R, et al. *Med Pregl* 1984; 31: 145-147. PMID: 6727935
226. Kanter RJ, et al. *J Am Coll Cardiol* 2000; 35: 428-441. PMID: 10676691
227. Van Hare GF, et al. *Am J Cardiol* 1996; 77: 985-991. PMID: 8644650
228. Perry JC, et al. *J Interv Card Electrophysiol* 2003; 9: 365-369. PMID: 14618058
229. Wu J, et al. *J Cardiovasc Electrophysiol* 2008; 19: 1153-1159. PMID: 18631275
230. Kirsh JA, et al. *Am J Cardiol* 2002; 90: 338-340. PMID: 12127629
231. Harrison DA, et al. *Am J Cardiol* 2001; 87: 584-588. PMID: 11230843
232. Bricker JT. *Circulation* 1995; 92: 158-159. PMID: 7541319
233. Deanfield JE, et al. *Circulation* 1983; 67: 626-631. PMID: 6821905
234. Fishberger SB, et al. *J Thorac Cardiovasc Surg* 1997; 113: 80-86. PMID: 9011705
235. Ito S, et al. *J Cardiovasc Electrophysiol* 2003; 14: 1280-1286. PMID: 14678101
236. Bunch TJ, et al. *J Cardiovasc Electrophysiol* 2006; 17: 1059-1061. PMID: 16989647
237. Chinushi M, et al. *Heart* 1997; 78: 255-261. PMID: 9391287
238. Joshi S, et al. *J Cardiovasc Electrophysiol* 2005; 16 Suppl: S52-S58. PMID: 16138887

239. Yoshida Y, et al. *Pacing Clin Electrophysiol* 1999; 22: 1760-1768. PMID: 10642129
240. Azegami K, et al. *J Cardiovasc Electrophysiol* 2005; 16: 823-829. PMID: 16101622
241. Ainsworth CD, et al. *Heart Rhythm* 2006; 3: 416-423. PMID: 16567288
242. Kaseno K, et al. *Pacing Clin Electrophysiol* 2007; 30 Suppl: S88-S93. PMID: 17302726
243. Miller JM, et al. *J Cardiovasc Electrophysiol* 2006; 17: 800-802. PMID: 16836686
244. Proclemer A, et al. *Pacing Clin Electrophysiol* 1989; 12: 977-989. PMID: 2472625
245. Lopera G, et al. *J Cardiovasc Electrophysiol* 2004; 15: 52-58. PMID: 15028072
246. Nogami A. *Pacing Clin Electrophysiol* 2011; 34: 624-650. PMID: 21410719
247. Nakagawa H, et al. *Circulation* 1993; 88: 2607-2617. PMID: 8252671
248. Ouyang F, et al. *Circulation* 2002; 105: 462-469. PMID: 11815429
249. Tsuchiya T, et al. *Circulation* 1999; 99: 2408-2413. PMID: 10318662
250. Nogami A, et al. *J Am Coll Cardiol* 2000; 36: 811-823. PMID: 10987604
251. Morishima I, et al. *J Cardiovasc Electrophysiol* 2012; 23: 556-559. PMID: 22235753
252. Nogami A, et al. *J Cardiovasc Electrophysiol* 1998; 9: 1269-1278. PMID: 9869526
253. Talib AK, et al. *JACC Clin Electrophysiol* 2015; 1: 369-380. PMID: 29759464
254. Komatsu Y, et al. *Circ Arrhythm Electrophysiol* 2017; 10: PMID: 28292752
255. Buxton AE, et al. *N Engl J Med* 1999; 341: 1882-1890. PMID: 10601507
256. Stevenson WG, et al. *J Am Coll Cardiol* 1997; 29: 1180-1189. PMID: 9137211
257. Almendral JM, et al. *Circulation* 1988; 77: 569-580. PMID: 3342488
258. Callans DJ, et al. *J Am Coll Cardiol* 1996; 27: 1106-1111. PMID: 8609328
259. Kocovic DZ, et al. *J Am Coll Cardiol* 1999; 34: 381-388. PMID: 10440149
260. Morady F, et al. *J Am Coll Cardiol* 1988; 11: 775-782. PMID: 3351143
261. Nitta T, et al. *Circulation* 1998; 97: 1164-1175. PMID: 9537343
262. Okumura K, et al. *Circulation* 1987; 75: 369-378. PMID: 3802440
263. Rosenthal ME, et al. *Circulation* 1988; 77: 581-588. PMID: 3342489
264. Hsia HH, et al. *Heart Rhythm* 2006; 3: 503-512. PMID: 16648052
265. Soejima K, et al. *Circulation* 2002; 106: 1678-1683. PMID: 12270862
266. Marchlinski FE, et al. *Circulation* 2000; 101: 1288-1296. PMID: 10725289
267. Nogami A, et al. *J Cardiovasc Electrophysiol* 2008; 19: 681-688. PMID: 18284499
268. Arenal A, et al. *Circulation* 2004; 110: 2568-2574. PMID: 15492309
269. Zeppenfeld K, et al. *Heart Rhythm* 2005; 2: 940-950. PMID: 16171748
270. Volkmer M, et al. *Europace* 2006; 8: 968-976. PMID: 17043071
271. Cesario DA, et al. *Heart Rhythm* 2006; 3: 1-10. PMID: 16399044
272. Ciaccio EJ, et al. *Heart Rhythm* 2008; 5: 981-991. PMID: 18598952

273. Mountantonakis SE, et al. *J Am Coll Cardiol* 2013; 61: 2088-2095. PMID: 23524215
274. Berruezo A, et al. *Circ Arrhythm Electrophysiol* 2012; 5: 111-121. PMID: 22205683
275. Fernández-Armenta J, et al. *Heart Rhythm* 2014; 11: 747-754. PMID: 24561159
276. Igarashi M, et al. *JACC Clin Electrophysiol* 2018; 4: 339-350. PMID: 30089559
277. Hsia HH, et al. *Pacing Clin Electrophysiol* 2002; 25: 1114-1127. PMID: 12164454
278. Muser D, et al. *Circ Arrhythm Electrophysiol* 2016; 9: e004328. PMID: 27733494
279. Eckart RE, et al. *Circulation* 2007; 116: 2005-2011. PMID: 17923574
280. Kapel GF, et al. *Eur Heart J* 2017; 38: 268-276. PMID: 28182233
281. Koplan BA, et al. *Heart Rhythm* 2006; 3: 924-929. PMID: 16876741
282. Naruse Y, et al. *Circ Arrhythm Electrophysiol* 2014; 7: 407-413. PMID: 24837644
283. Muser D, et al. *Circ Arrhythm Electrophysiol* 2016; 9: e004333. PMID: 27516457
284. Zeppenfeld K, et al. *Heart Rhythm* 2007; 4: 88-91. PMID: 17198997
285. Dello Russo A, et al. *Circ Arrhythm Electrophysiol* 2012; 5: 492-498. PMID: 22294614
286. Maccabelli G, et al. *Europace* 2014; 16: 1363-1372. PMID: 24558183
287. el-Sherif N, et al. *J Am Coll Cardiol* 1985; 6: 124-132. PMID: 4008769
288. Brunckhorst CB, et al. *Circulation* 2004; 110: 652-659. PMID: 15289385
289. Bogun F, et al. *J Am Coll Cardiol* 1997; 30: 505-513. PMID: 9247525
290. Kadish AH, et al. *Pacing Clin Electrophysiol* 1991; 14: 823-832. PMID: 1712960
291. Oza S, et al. *Heart Rhythm* 2006; 3: 607-609. PMID: 16648071
292. de Chillou C, et al. *Heart Rhythm* 2014; 11: 175-181. PMID: 24513915
293. de Chillou C, et al. *Card Electrophysiol Clin* 2017; 9: 71-80. PMID: 28167087
294. Arenal A, et al. *J Am Coll Cardiol* 2003; 41: 81-92. PMID: 12570949
295. Vergara P, et al. *J Cardiovasc Electrophysiol* 2012; 23: 621-627. PMID: 22486970
296. Di Biase L, et al. *J Am Coll Cardiol* 2012; 60: 132-141. PMID: 22766340
297. Tzou WS, et al. *Circ Arrhythm Electrophysiol* 2015; 8: 353-361. PMID: 25681389
298. Berruezo A, et al. *Circ Arrhythm Electrophysiol* 2015; 8: 326-336. PMID: 25583983
299. Tchou P, et al. *Pacing Clin Electrophysiol* 1995; 18: 1427-1437. PMID: 7567596
300. Philip Saul J, et al. *Heart Rhythm* 2016; 13: e251–e289. PMID: 26899545
301. Chetaille P, et al. *Heart Rhythm* 2004; 1: 168-173. PMID: 15851148
302. Wu MH, et al. *Heart Rhythm* 2008; 5: 224-229. PMID: 18242544
303. Shivapour JK, et al. *Heart Rhythm* 2014; 11: 182-186. PMID: 24513916
304. Desai VC, et al. *Pacing Clin Electrophysiol* 2013; 36: 1468-1480. PMID: 23731394
305. Kapel GF, et al. *Circ Arrhythm Electrophysiol* 2015; 8: 102-109. PMID:

25422392
306. Upadhyay S, et al. *Heart Rhythm* 2016; 13: 1228-1237. PMID: 26804568
307. Haines DE, et al. *J Am Coll Cardiol* 1990; 15: 1345-1354. PMID: 2329238
308. 日本循環器学会. 左心耳閉鎖システムに関する適正使用指針. http://www.j-circ.or.jp/WatchMan/wm_tekisei_shishin.pdf
309. 日本学校保健会ウェブサイト. http://www.hokenkai.or.jp/ ［2021年2月閲覧］
310. 渡邊英一, 他. 「不整脈に起因する失神例の運転免許取得に関する診断書作成と適性検査施行の合同検討委員会ステートメント」改訂のための補遺3. 日本不整脈心電学会ウェブサイト. 2017年8月1日掲載. http://new.jhrs.or.jp/pdf/guideline/statement201708_02.pdf
311. 日本循環器学会. ペースメーカ, ICD, CRT を受けた患者の社会復帰・就学・就労に関するガイドライン （2013年改訂版）. http://www.j-circ.or.jp/guideline/pdf/JCS2013_okumura_h.pdf

アプリ版（ebook）のご紹介

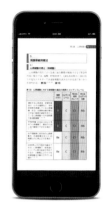

書籍の体裁をそのままの形で
ご覧いただける電子書籍タイプ
の製品です。

- ☑ ページにメモを記載
- ☑ 付箋をつける
- ☑ 本文中の引用文献から
  PubMed，WEB サイトへジャンプ

定価：1,320 円（本体 1,200 円＋税）
2021 年 5 月発売

医療従事者のための電子書籍ストア「M2PLUS」にて
お買い求めいただけます。
https://www.m2plus.com/

M2PLUS 以外の電子書籍ストアでも販売予定です。

M2PLUS
明日の医療を見つめて

M2PLUS 製品をご利用いただくためには①M2PLUS 無料会員登録，②M2PLUS サイトより製品を購入，③無料専用ビューワアプリ* をインストール，④②で購入した製品のダウンロードをお願い致します。* iOS 端末をご利用の方は AppStore より **M2Plus Launcher**，AndroidOS 端末をご利用の方は Google Play ストアより **M2Plus Reader** のインストールをお願い致します。

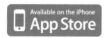

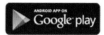

略語一覧

A-ATP	atrial anti-tachycardia pacing	心房抗頻拍ペーシング
ACC	American College of Cardiology	米国心臓病学会
ACT	activated clotting time	活性化凝固時間
AF	atrial fibrillation	心房細動
AFL	atrial flutter	心房粗動
AHA	American Heart Association	米国心臓協会
AHRE	atrial high rate episodes	心房性頻拍イベント
APC	atrio-pulmonary connection	右心耳肺動脈吻合術
ARVC	arrhythmogenic right ventricular cardiomyopathy	不整脈原性右室心筋症
AT	atrial tachycardia	心房頻拍
AVNRT	atrioventricular nodal reentrant tachycardia	房室結節リエントリー性頻拍
AVRT	atrioventricular reciprocating tachycardia	房室回帰性頻拍
CFAE	complex fractionated atrial electrogram	複雑な連続性心房電位
CIED	cardiac implantable electronic device	植込み型心臓電気デバイス
CLBBB	complete left bundle branch block	完全左脚ブロック
CNS	Coagulase Negative Staphylococus	コアグラーゼ陰性ブドウ球菌
CPVA	circumferential pulmonary vein ablation	全周性肺静脈周囲焼灼
CPVI	circumferential pulmonary vein isolation	全周性焼灼による肺静脈隔離術
CPVT	catecholaminergic polymorphic ventricular tachycardia	カテコラミン誘発性多形性心室頻拍
CRT	cardiac resynchronization therapy	心臓再同期療法
CRT-D	cardiac resynchronization therapy defibrillator	両室ペーシング機能付き植込み型除細動器
CT	computed tomography	コンピュータ断層撮影
CTI	cavotricuspid isthmus	解剖学的峡部
DOAC	direct oral anticoagulant	直接経口抗凝固薬
EBM	evidence-based medicine	根拠に基づく医療
ER	early repolarization	早期再分極
ERS	early repolarization syndrome	早期再分極症候群
ESC	European Society of Cardiology	欧州心臓病学会
HCM	hypertrophic cardiomyopathy	肥大型心筋症
HFrEF	heart failure with reduced ejection fraction	駆出率の低下した心不全
HOCM	hypertrophic obstructive cardiomyopathy	閉塞性肥大型心筋症
HRS	Heart Rhythm Society	米国不整脈学会
ICD	implantable cardioverter defibrillator	植込み型除細動器